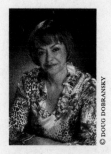

© DOUG DOBRANSKY

STELLA MORA HENRY, R.N., es especialista en el cuidado de mayo-res y fundadora del Centro de Cuidados Vista del Sol en Culver City, California. Ha aparecido en *Time*, el *New York Times*, el *Wall Street Journal*, y en NPR.

ANN CONVERY ha escrito artículos que se han publicado en el *L.A. Business Journal*, *Cosmopolitan* y *Muscle and Fitness*. Este es su segundo libro.

GUÍA PARA EL CUIDADO DE NUESTROS MAYORES

Cómo Planificar el Futuro de Sus Padres

STELLA MORA HENRY, R.N., con Ann Convery

TRADUCIDO DEL INGLÉS POR ROSANA ELIZALDE

rayo

Una rama de HarperCollins*Publishers*

Los libros de HarperCollins pueden ser adquiridos para uso
educacional, comercial o promocional. Para recibir más información,
diríjase a: Special Markets Department, HarperCollins Publishers,
10 East 53rd Street, New York, NY 10022.

Diseño del libro por Emily Cavett Taff

Este libro fue publicado originalmente en inglés en el año 2006 en
Estados Unidos por Collins, una rama de HarperCollins Publishers.

PRIMERA EDICIÓN RAYO, 2006

Library of Congress ha catalogado la edición en inglés.

ISBN-13: 978-0-06-088719-3

ISBN-10: 0-06-088719-2

06 07 08 09 10 DIX/RRD 10 9 8 7 6 5 4 3 2 1

descargo de responsabilidad médica

Este libro contiene consejos e información relacionados con el cuidado de la salud y no pretende reemplazar el consejo médico. La información contenida en este libro deberá ser usada para complementar más que reemplazar la atención regular de su médico. Se recomienda consultar siempre a un médico antes de comenzar cualquier programa o tratamiento.

Se han hecho todos los esfuerzos para asegurar la precisión de la información y los datos contenidos en este libro en la fecha de su publicación. Las autoras y los editores no aceptan responsabilidad por efectos adversos que surjan por el uso o la aplicación de la información contenida en este libro.

descargo de responsabilidad sobre la violación de la privacidad

Los nombres y las características de identificación de los padres e hijos presentados a lo largo de este libro han sido alterados para proteger su privacidad.

Para mi esposo, Terry, padre de nuestro orgullo y alegría, Christopher:
Gracias por nuestros 26 años de sociedad en Vista del Sol.
Has sido mi apoyo y me has brindado la oportunidad de aprender
a diario de nuestros residentes y sus familias.

SMH

Este libro está dedicado a mi madre, Ann Holcombe Convery,
quien día a día me inspira con su elegante e inagotable pasión por la vida.

AC

RECONOCIMIENTOS

El 11 de noviembre de 1969 acepté mi primer puesto como directora de enfermería en una residencia de cuidados a largo plazo. A los veintidós años de edad, no tenía ninguna experiencia en hogares para ancianos; sin embargo, la señora Helen Hosman, la dueña, "se arriesgó" a darme una oportunidad. Gracias, señora Hosman, por permitirme iniciar este viaje en el que he permanecido hasta hoy. Mi más profundo reconocimiento a las miles de familias con quienes he transitado este camino, por permitirme compartir sus travesías en el cuidado de sus seres queridos. Ann Convery, te debo mi más sentida gratitud por desafiarme a compartir mis experiencias con otros, sin dudar en ningún momento del potencial de este trabajo. Te sentaste hora tras hora escuchando lo que tenía para decir para volcarlo luego en papel; estoy profundamente agradecida. A mi publicista, Anthony Mora, mi reconocimiento por obtener oportunidades en medios serios que me han permitido echar luz en los temas vinculados al cuidado de los mayores. A Sue Brantley, gracias por tu amistad y expertas habilidades de editora que enriquecieron considerablemente este libro. A Harriet Bell, vicepresidente y editora de William Morrow Cookbooks, quien tuvo confianza en una escritora desconocida y me permitió compartir mi mensaje, y a Toni Sciarra, mi editora en HarperCollins, quien aceptó mi estilo y me permitió comunicarme con mi propia voz—mi sincera gratitud. A mi hermana, Pat Mora—mi apoyo a lo largo de todo este proceso: estoy muy agradecida por tu constante confianza, tus acertadas sugerencias y tu capacidad para alegrarme. Christopher, gracias por entender la importancia de este proyecto, por estar dispuesto a compartir el tiempo de tu madre durante los últimos cinco años, y por ser un tierno y servicial nieto de tus adorados abuelos. Eres más valioso para mí de lo que puedas alguna vez imaginarte. Y a mi esposo, Terry, sin cuya ayuda nunca habría sido capaz de ser la cuidadora que mis padres necesitaron que yo fuera: gracias por tu amor, paciencia y apoyo. Sé que siempre puedo contar contigo. Finalmente, a Estella y Raúl Mora, mis amados padres: gracias por su amor incondicional, su sabiduría y su fe absoluta en mí. Los extraño todos los días.

CONTENIDO

Contenido

INTRODUCCIÓN:
LO QUE MI PADRE ME ENSEÑÓ

Cientos de veces he observado a familias vacilantes traer, llenas de miedo, a sus padres a una residencia de cuidados a largo plazo. Y sin embargo solo cuando yo comencé mi viaje personal para trasladar a mi propia madre, entendí completamente la ansiedad y culpa que acompaña a esta mudanza.

Durante los últimos veintiséis años, mi esposo, Terry, y yo nos hemos desempeñado como cofundadores y directores de Vista del Sol, Centro de cuidados expertos y de vivienda asistida en Los Ángeles. A lo largo de los años he tratado de anticipar las necesidades de las familias para lograr que estas transiciones sean lo más tranquilas posibles. He sido guía, administradora, confidente, pero ninguno de estos roles me preparó para mudar a mi propia madre.

A los ochenta y cinco años, mi madre caminaba con más inestabilidad cada día: la enfermedad de Alzheimer se había robado sus recuerdos más recientes y los más remotos; Mamá vivía literalmente el momento—sin ayer al que recurrir, sin preocupaciones por el futuro. Estaba muy orgullosa de haber alcanzado los ochenta y cinco años de edad y me lo recordaba cada quince minutos.

Sacar a mi madre del departamento en el que había vivido por cuarenta años fue una decisión consciente, responsable y respetuosa. Aun así, sentía una sensación extraña. Hasta que yo hice este viaje personal, sinceramente pensaba que comprendía lo que las familias experimentaban. Durante años, mientras observaba en silencio inquietos hijos e hijas, pensaba, deben estar pasando por un momento difícil ocupándose de este cambio. Sabía muy poco. Trasladar a Mamá abrió nuevos umbrales de culpa, miedo y ansiedad. Solo cuando pasé despierta noches enteras preguntándome si había pensado en todo—estaría feliz, extrañaría su casa, estaría enojada conmigo—realmente entendí lo que significaba mudar a un padre a una casa de cuidados a largo plazo.

Una serie de detalles necesitaban ser atendidos cuidadosamente. Después de decidir la fecha para la mudanza de mi madre, arreglé para que se conectara el teléfono y la televisión por cable y coordiné el traslado de los muebles, haciendo su habitación lo más personal posible antes de que ella llegara. Elegí la ropa que necesitaría, decidí qué cuadros serían los más significativos, y arreglé todo para que Bluey, su periquito, fuera transportado con todo cuidado.

Mientras iba eliminando tareas a realizar una tras otra, me olvidé que era una enfermera registrada y la administradora de una residencia. Yo era una hija, una cuidadora adulta. Todo el amor, temor y remordimiento que había visto repetirse en los rostros cansados y confundidos de las familias que habían venido a mi oficina, lo sentía yo ahora que mudaba a mi propia madre. Todos nos preguntamos si estamos haciendo lo correcto.

No Se "Siente" Bien

Sé que tomé la decisión correcta. Dado que una dama de compañía en su propia casa todos los días ya no podía satisfacer sus crecientes necesidades médicas, Mamá ya no estaba segura en casa. A medida que envejecía, el peligro de una emergencia médica había ensombrecido sus días. Ahora ella estaría segura y recibiría cuidados profesionales las veinticuatro horas del día. Saber que un enfermero certificado evaluaría sus necesidades médicas las veinticuatro horas me produjo una profunda sensación de alivio.

No obstante, había momentos en que simplemente no lo sentía como algo correcto. La culpa que sentimos cuando mudamos a un padre o madre a una residencia de cuidados a largo plazo es una parte normal del proceso; la veo en casi todos los que visitan mi oficina. Aunque yo no estaba personalmente sorprendida por la culpa, de todos modos me disgustaba. Estos pensamientos corrían por mi mente:

> *Tal vez todavía puedo lograr que Mamá esté bien en casa.*
> *¿Puede vivir con mi familia?*
> *Ella nos crió a nosotros cuatro; ¿ahora no la podemos cuidar a ella?*
> *¿Es una buena idea desarraigar a mi madre de su entorno familiar después de cuarenta años?*
> *¿Qué diría mi padre de esta decisión?*

Aunque parezca extraño, fue mi padre quien me enseñó cuándo y cómo tomar una decisión responsable para mi madre.

Mi Padre Permaneció en Casa

En 1990, a mi padre de setenta y ocho años le diagnosticaron la enfermedad de Alzheimer. Durante los próximos tres años, las habilidades cognitivas de Papá declinaron rápidamente, disminuyendo primero su memoria reciente, seguido de un empobrecimiento en la toma de decisiones. Pronto, requirió asistencia en el manejo de su medicación, para vestirse, bañarse y en su arreglo personal. Dos veces desapareció de casa, asustando a toda la familia.

"Yo puedo cuidar a tu padre en casa," me suplicaba mi madre. "Solo dame un poquito de ayuda y estaremos bien." Las cinco horas de ayuda diaria se convirtieron en ocho, y luego en veinticuatro horas de ayuda diaria los siete días de la semana. Mi padre, un hombre grande aun cuando ya había perdido mucho de su peso, requería de dos personas en el momento de ponerlo y sacarlo de una silla. Necesitaba el cuidado de un enfermero todo el tiempo.

Siguiendo sus expresos deseos, dejamos que mi padre muriese en casa. La decisión se tomó por emoción y culpa; en ese momento, yo no estaba en condiciones de guiar a mi madre acerca de lo que era realmente mejor para Papá. Aunque aconsejaba con seguridad a familias todos los días de mi vida laboral, cuando debía enfrentar mi propia situación familiar, flaqueaba. Todavía era la hija de mis padres.

La mayoría de las enfermedades terminales requieren una enorme atención médica, física y emocional. Este tipo de cuidado es absorbente y requiere asistencia médica en un nivel que es difícil de imaginar hasta que se tiene la experiencia. En los próximos meses, pasé muchas horas de mi tiempo en el departamento de mis padres. Aun cuando mi esposo e hijo habrían estado más felices si yo hubiera estado más tiempo en mi casa, yo seguí adelante y cumplí mi promesa.

Cobré todos los favores que me había ganado en la industria de cuidados a largo plazo. La agencia de salud a domicilio visitaba a mi padre más frecuentemente que lo que Medicare permitía. Durante las últimas semanas de vida de mi padre, su piel comenzó a abrirse.

No garantizaba un reembolso de Medicare, pero la enfermera especialista en heridas venía de todos modos, como un favor hacia mí. Construí un hogar de ancianos dentro de un departamento. Organicé un plantel de cuatro afectuosas y prácticas cuidadoras para que mi padre estuviese cuidado cada hora de las veinticuatro del día mientras vivía los últimos momentos de la enfermedad de Alzheimer. Como enfermera certificada, especialista en cuidados a largo plazo, sabía que no era suficiente.

Papá murió el 28 de agosto de 1993. A través de su proceso de muerte me enseñó, como solamente él podía hacerlo, cómo cuidar mejor a mi madre durante sus últimos años. Cualquier convicción que yo hubiera albergado acerca de lo sagrado que era dejar morir en casa, acerca de mantener las promesas a pesar de la culpa, desaparecieron. Yo tenía habilidad profesional y contactos y, sin embargo, Papá habría recibido mucha mejor supervisión y más comodidad en una buena casa de cuidados a largo plazo. Y yo habría tenido tiempo de sentarme junto a él y sostener su mano.

Cinco años más tarde, me encontré nuevamente tomando decisiones en cuestiones de cuidado de salud para una persona mayor, pero esta vez con la enseñanza de mi padre. Mamá necesitaba más cuidado del que yo podía organizar adecuadamente en su departamento, y había llegado el momento apropiado de trasladarla a una residencia de cuidados a largo plazo. Las palabras que yo había repetido a las familias durante tres décadas finalmente me servían a mí: Usted todavía es el apoyo de su madre y su protectora, comprometida vitalmente y necesitada más que nunca. Nunca renunciará al cuidado emocional de su madre, pero puede dejar el cuidado médico a los expertos.

Una Montaña Rusa Emocional

Todos somos pioneros en esta tarea de cuidadores y tomadores de decisiones por nuestros padres en una frontera desconocida. La curva de aprendizaje es pronunciada. Tal como los hijos no vienen con instrucciones, del mismo modo tampoco los padres. En cientos de entrevistas en mi oficina, he oído constantemente que cuidar a un padre de edad avanzada no era "algo que se esperara." Mamá y Papá se irían tranquilamente al final de una vida larga y feliz, preferiblemente durante el sueño. El rol abrumador de ser cuidadores no era algo que nuestra generación pensara que sucedería, de modo que nos sorprende sin un plan.

La mayor parte de las veces, puede sentirse capaz de afrontar este desafío de ser cuidador, capaz de tomar las decisiones necesarias, y deseoso de ofrecer asistencia emocional y económica a sus padres. Y, sin embargo, a veces, el temor, la tristeza, la culpa y el enojo pueden paralizarlo. Estos sentimientos perturbadores aparecen sin haber sido convocados justo cuando pensaba que los tenía bajo control. Las reacciones negativas son normales, pero no debe permitirles que debiliten su fortaleza. Ya sea por elección o por ausencia de candidatos, se encuentra con que es el cuidador designado, se habrá anotado para el rol más desafiante de su vida. Es una posición honorable— nunca pierda de vista eso. Debe estar preparado para cometer errores y para afrontar los momentos en los que deseará haber hecho las cosas de forma diferente. Si es paciente y amable consigo mismo, tanto usted como su padre o madre se beneficiarán.

El Compromiso Produce Paz

Caminar junto a sus padres hacia el viaje final, ya sea durante meses o años, puede ser un tiempo de reparación, de amor, un tiempo para limar asperezas y alcanzar un entendimiento más profundo. Su compromiso con el cuidado, la seguridad y el consuelo de sus padres es su último y más grande regalo hacia ellos. A su turno, puede traerle un profundo y perdurable sentimiento de paz después de que ellos se hayan ido.

Para todo hay un tiempo. Mi madre tuvo una vida larga y feliz en casa; después fue trasladada para cuidar su seguridad a un centro de cuidado apropiado. Como su principal cuidadora, yo estaba dedicada a proveerle cuidado compasivo apropiado para sus necesidades médicas y sociales. Ponerla en una institución de cuidados a largo plazo donde la pudiese visitar todos los días, fue la elección más responsable que podía tomar en su beneficio. Esa era la lección que mi padre me había enseñado. Cada vez que pienso en este último regalo que me hizo, siento mucha paz. He escrito este libro para compartir esa paz con ustedes.

1 🖋 MOMENTOS DE CONFUSIÓN E INCERTIDUMBRE

Víctor y Grace habían estado casados por sesenta y dos años, toda una vida, y cada uno de ellos veía al otro como su mejor amigo. Sentado en mi oficina con su hijo, Víctor sentía mucha culpa al hablar sobre la posibilidad de transferir el cuidado de Grace a otra persona. Con solo mirarlo una vez, me di cuenta que no estaba cuidándose a sí mismo; necesitaba afeitarse y cambiarse la camisa. Mientras que su hijo era quien llevaba adelante la conversación, Víctor alternativamente cerraba los ojos o miraba hacia abajo. Cuando le pregunté a él directamente sobre su esposa, sollozó en silencio. Le pregunté cómo pasaba el día Grace. Qué evento le había hecho considerar la posibilidad de recurrir al cuidado a largo plazo.

Dos meses atrás, le habían diagnosticado cáncer de riñón, y en el presente necesitaba diálisis tres veces a la semana. En cada sesión, se debilitaba más y más hasta tal punto que cuidar de ella se había vuelto una tarea formidable. Su esposo ya no podía bañarla ni vestirla ni controlar su dieta.

"Mi hijo dice que no es justo que su madre siga sola conmigo," se lamentó Víctor. "Sospecho que ya no puedo hacerlo más."

"Víctor," le respondí suavemente, "tomar una decisión responsable no es fácil. Si nos permites convertirnos en parte de tu equipo de cuidadores, no significará que ya no te ocupes de Grace. Todo lo contrario, implicará que comiences a cuidarla de un modo diferente. Ella siempre necesitará de ti como su protector."

¿Dónde Está Usted en Este Momento?

Si está considerando cuidados a largo plazo para alguien, ¿en qué momento del proceso se encuentra? ¿Ha notado cambios en alguno de sus padres, pero sus hermanos no están de acuerdo? ¿Piensa ocasionalmente en la posibilidad de cuidados a largo plazo pero siente que su padre o madre está "simplemente bien" la mayor parte del tiempo? La negación puede ser una mala preparación para una crisis futura.

La idea de una muerte rápida y en paz es un mito común. Después de una vida plena, nuestros padres deberían morir pacíficamente en sus sueños. Pero hoy en día, los ancianos viven más tiempo que antes, y es más probable que la muerte sobrevenga después de un largo proceso de debilitamiento o de una enfermedad que los incapacite. Si hablar acerca de esto le produce sentimientos incómodos, piense que hay mucha gente a la que le está sucediendo lo mismo. La mayoría de las familias que vienen a verme simplemente no esperaban que esto les sucediera. No saben qué cosas preguntar o qué buscar en una residencia, pero su situación es a menudo urgente. Los hospitales frecuentemente les dan solamente veinticuatro horas para encontrar una residencia de cuidados a largo plazo.

Cuando se traslada a un miembro de la familia a un establecimiento de este tipo, emergen sentimientos que pueden ser perturbadores o abrumadores. Cada familia le pone su propia dinámica a la situación. Muchos están realmente entristecidos, piensan que han defraudado a ese padre o madre. Aquellos que no tienen opción, se sienten atrapados y enojados por tener que estar sentados conmigo en mi oficina. Otros, tal vez no han tenido una buena relación con su padre o madre pero responsablemente aceptan la responsabilidad de hacer todo lo posible para que se satisfagan sus necesidades. Sin importar cuáles sean las circunstancias, yo rindo homenaje a todo aquél que se pone manos a la obra para cuidar a un padre o madre que envejece.

NEGACIÓN

Jeanne, una ejecutiva exitosa y bien vestida, llegó hasta mí a desgano. A pesar de que su madre de setenta y nueve años, Emily, era fuerte físicamente y vivía sola, sufría de demencia. Después de que en una ocasión intentara cruzar un importante boulevard en el momento incorrecto, una amiga la enfrentó y le dijo, "Te guste o no, Jeanne, tienes que intervenir en el cuidado de tu madre. ¡Ya no puede vivir sola!"

Para la mayoría de nosotros, la negación será el primer obstáculo con el que tendremos que enfrentarnos como cuidadores. Como hijos adultos, no siempre miramos con suficiente atención las crecientes necesidades de nuestros padres porque es más fácil no enfrentarnos a ellas. Aunque Jeanne siempre había respetado la elección de su madre de vivir sola en la comodidad de su propia casa, Emily claramente ya no podía llevar adelante una vida independiente. Al no mirar en forma realista la situación de su madre, Jeanne estaba descuidando su responsabilidad como cuidadora.

Mientras hablábamos, me di cuenta que Jeanne estaba tratando de convencerme de que Emily no necesitaba ayuda y estaba deseando que yo confirmara su juicio. No obstante yo dije, "Jeanne, le debes a tu amiga un agradecimiento. Se arriesgó a decirte algo que tú no querías oír."

Dos meses más tarde, su madre se integró a nuestro centro de vivienda asistida. Para sorpresa de Jeanne, Emily se adaptó fácilmente a la nueva rutina de comidas y actividades. "Exceptuando los últimos años," admitió Jeanne, "Mamá siempre ha sido muy sociable. Dado que mi objetivo era que permaneciera en su casa, creo que le presté más atención a su casa que a ella misma. Ahora que lo pienso, tal vez extrañaba estar con gente." Jeanne comprendió que la negación le había impedido una intervención más temprana.

ENOJO

A los ochenta y tres años, Valerie necesitaba cuidados a largo plazo, y su hija Cindy estaba enojada por ello. Sentada en mi oficina, a Cindy se la veía tensa e irritada. Su madre había sido decana en la universidad pero se estaba poniendo olvidadiza, no se bañaba ni comía regularmente, y ocasionalmente se olvidaba de tomar su medicación. Cindy estaba convencida de que los lapsos de Valerie eran intencionales. "Mamá tuvo diarrea anoche," afirmó, "y yo estoy segura de que fue solo una forma de castigarme."

Dado que Cindy no había tenido la mejor relación con su madre, estaba resentida por la enorme responsabilidad e inconveniencia que implicaba hacerse cargo de su cuidado. Además, estaba enojada conmigo y le disgustaba estar en mi oficina mientras que a desgano enfrentaba la realidad. Y tal vez lo más importante, estaba enojada por la promesa que le había hecho a Valerie años atrás. "Mi madre me hizo prometerle que nunca la pondría en un hogar de ancianos," dijo Cindy.

Finalmente Valerie se incorporó a nuestro centro. A medida que el tiempo pasaba, el personal del hogar y yo protegíamos a Valerie más que su hija. Cuando el doctor de Valerie ordenó un antibiótico para una infección urinaria, se lo informé a Cindy. Ella fue cortante. "Te lo dije, Stella," sentenció, "no quiero ningún tratamiento agresivo para mi madre. Los antibióticos son agresivos, y no quiero que los tome." Reconocí sus deseos de cuidar en lugar de curar, pero de todos modos le expliqué que este tratamiento era una medida de rutina para controlar el dolor y brindar cuidado, no una medida heroica. Cuando terminamos la conversación, Cindy había aprobado el antibiótico.

No mucho tiempo después, Valerie, que sufría de insuficiencia cardíaca en su última etapa, empezó a tener dificultades para respirar. Para aliviar su molestia, se requería oxígeno. Nuevamente se lo informé a Cindy. Y nuevamente, su voz estuvo tensa. "¿Quién paga el oxígeno?" preguntó con impaciencia. "El dinero es un tema, Stella."

Respondí, "Tú deberás pagarlo, Cindy, porque Medicare no da reembolsos por el oxígeno que se administra en un hogar de ancianos."

"¿Realmente lo necesita, Stella?" preguntó Cindy. "¿O es solo para prolongar su situación?"

"Cindy," respondí, "el oxígeno es una medida de confort. Tener dificultades para respirar provoca miedo, y Valerie no debería experimentar ni dificultades para respirar ni miedo." Después de una charla muy prolongada, Cindy dio su permiso a regañadientes para ordenar oxígeno para Valerie.

Durante el tiempo en que Valerie permaneció con nosotros, Cindy nunca pudo resolver su enojo. Aunque no sé cuáles eran los verdaderos sentimientos de Cindy, he visto funcionar al enojo como un patrón de sostén contra la tristeza y el dolor en los hijos adultos.

TRISTEZA

"Me había rendido. Había decidido que nunca encontraría al hombre ideal. Entonces conocí a Jim," comenzó diciendo Laura cuando nos sentamos a compartir un café en mi oficina. "Cuando nos conocimos él tenía sesenta, y yo recién había cumplido los cuarenta. Nos convertimos en íntimos amigos inmediatamente y nos casamos ocho meses más tarde. Durante los próximos veinte años, vivimos, tal como Jim lo describía, 'en nuestra propia isla privada.' Aprendí a navegar. Viajamos y vimos partes del mundo que nunca hubiera imaginado que visitaría. Como Jim tenía tres hijos de un matrimonio previo, me encontré rodeada de una familia de buen tamaño. La vida era buena."

Inclinándome sobre el escritorio, puse una caja de Kleenex frente a Laura, que había empezado a llorar. "Hace aproximadamente dos años," dijo dulcemente, "empecé a notar pequeños cambios. Jim se olvidaba de cosas que nunca se hubiera olvidado antes, y se enojaba conmigo si le llamaba la atención sobre ello. Este enojo era nuevo, y dado que estar rodeado de un grupo de gente lo agitaba aún más, empecé a rechazar invitaciones."

Mientras Laura describía el complejo sistema que había elaborado para que Jim siguiera funcionando, sentí su tristeza. "¿Y cómo anda Jim ahora?" le pregunté.

"Después de la cena el domingo pasado," dijo Laura, "Jim no me reconoció y pensó que era una extraña que había entrado en la casa. Me preguntó adónde había ido Laura, su esposa. Cuando traté de explicarle que yo era Laura, se enojó y comenzó a pegarme. Como no se detenía, finalmente tuve que empujarlo hacia atrás. Perdió el equilibrio y se golpeó la cabeza. Entonces llamé al 911, y Jim fue internado en el hospital. Mis amigos me sugirieron que empezara a investigar sobre diferentes opciones para cuando fuera dado de alta," continuó Laura. "No puedo creer que yo ya no pueda seguir siendo quien cuide a Jim. Se lo debo."

"Laura," dije, "tu cuidado no termina el día en que Jim ingresa a un hogar de ancianos. Tú continuarás siendo una fuente fundamental de apoyo para Jim por el resto de su vida."

"Stella, lo triste de esto," dijo Laura, "es que Jim era un hombre maravilloso. Nunca conocerás a esa persona que todo el mundo amaba y admiraba."

"Tu trabajo, Laura, será presentarnos a mí y al personal, el Jim que tú conociste. Tu valioso aporte ayudará a preservar su dignidad y a validar su individualidad para nosotros."

Cuando ingresó a nuestro centro una semana más tarde, Jim necesitaba asistencia para bañarse, vestirse y comer. A pesar de que sus habilidades para comunicarse eran pobres, cuando Laura entraba a su habitación, era obvio que él la reconocía. Su rostro se iluminaba y trataba de decir su nombre. Dos semanas después de la llegada de Jim, Laura admitió, "Todavía lloro por las noches, pero sé que no hay forma de que yo tenga la habilidad o la resistencia para cuidar adecuadamente a Jim a esta altura. En realidad, sé que él apoyaría mi decisión. Solo desearía dejar de sentirme tan triste."

"Laura," la consolé, "la razón por la que Jim está con nosotros no es tu falta de voluntad para cuidarlo. Si te hubieras agotado físicamente más de lo que estabas, no te hubiera quedado ningún resto para darle emocionalmente. Al tomar la decisión de trasladarlo a una residencia de cuidados a largo plazo, entras en sociedad con nosotros para darle los cuidados físicos que tú ya no puedes brindarle adecuadamente. Pero nadie será capaz de reemplazar el amor y la ternura que tú le das a Jim. Eres su conexión entre su viejo hogar y su nuevo hogar."

DOLOR

Fay, de noventa y ocho años, había estado con nosotros por cuatro años y estaba muriendo de cáncer. Con ochenta años, su hijo Stan había sido quien había cuidado a su madre durante los últimos veinte años. "Mamá siempre ha sido frágil y ha necesitado de mi cuidado," dijo Stan. "Trasladarla a una residencia de vivienda asistida fue la decisión más difícil que he tomado en mi vida. Sentía como si estuviera renunciando a una parte de mí mismo." Cada mañana a las diez y luego cada tarde aproximadamente a las cinco, Stan visitaba a su madre, pero últimamente estaba resultándole muy difícil soportar la idea de su muerte. Antes, Stan se detenía siempre a charlar conmigo después de haberla visitado. A medida que Fay se debilitaba, las visitas que Stan me hacía se volvieron menos frecuentes. Al mismo tiempo, se volvió excesivamente exigente con el personal, llegando a pedirles a los enfermeros que sacaran y pusieran a Fay en la cama cada media hora. Dada su condición, eso hubiera sido demasiado esfuerzo para Fay. Cuando se le dijo que Fay estaba comiendo solo el 20 por ciento de su almuerzo, Stan se enojó. Trató de alimentarla él mismo, pero Fay tampoco comía con él. Con frecuencia, cuando entraba a la habitación de su madre, se ponía emotivo y propenso al llanto. Durante una de sus visitas, le pedí que volviera a mi oficina. "Stan," le dije, "has sido su hijo por ochenta años. Tengas cincuenta u ochenta, la pérdida de tu madre te traerá un enorme dolor."

"Lo sé, Stella, lo sé. Perdí a mi padre hace treinta años, y aunque tengo ochenta ahora, me resulta muy difícil despedirme de mi madre. Siento que no sabré quién soy cuando ella se haya ido."

No importa cuán grandes seamos, los padres nos dan un sentido de ubicación en el orden social. Aun cuando ya no recurras a ellos en busca de consejo, tienes un sentimiento de seguridad solamente con saber que tienes padres. La pérdida del segundo de ellos es una transición para la cual pocos de nosotros estamos preparados; nos descubrimos de pronto no solo huérfanos sino enfrentados a nuestra propia mortalidad.

CULPA

"Sabía que estaba en problemas," dijo Debby, "cuando mi mamá, Anita, se levantó del sofá y estaba manchada con orina." Le habían diagnosticado la enfermedad de Parkinson y demencia hace cuatro años pero Anita se había manejado bastante bien por un tiempo. "Pero en el momento en que Mamá vino a vivir con nosotros el año pasado," continuó Debby, "estaba perdiendo peso, no se cambiaba su ropa y se olvidaba de tomar su medicación. En tan solo las últimas dos semanas, Mamá ha repentinamente decaído en forma notable. Ahora que ha aparecido la incontinencia, está ocupando mucho más de mi tiempo y yo tengo una hija de dos años que compite con ella por mi atención. Para complicar un poco más las cosas, Mamá ha tenido un par de caídas y ayer mismo se fracturó dos costillas. Ahora está entrando en momentos de confusión por la noche; cuando vino a nuestro dormitorio a las tres de la madrugada por error, realmente le grité. A pesar de que mi esposo ama a mi mamá y ha sido un verdadero compañero este último año, su principal preocupación somos nuestra pequeña hija y yo. Me dijo, 'Eres un puñado de nervios. Las cosas tienen que cambiar.' ¿Cómo le digo a mi madre que necesita más cuidado del que podemos darle en casa? ¡Siento tanta culpa por tomar esta decisión!"

"Debby," le dije, "cuando nos convertimos en cuidadores de nuestros padres que van entrando en edad, siempre sentiremos un poco de culpa. Las caídas, la incontinencia, y la confusión por las noches son todos signos de que tu madre necesita más asistencia. En este momento de tu vida ¿puedes proveerle todo el cuidado que necesita? Esa es la pregunta que debes responderte a ti misma. Como cuidadores, tratamos de solucionar todos los problemas de nuestros hijos y todos los problemas de nuestros padres también. La mayoría de nosotros no puede hacerlo. Pero podemos ser los protectores de nuestros padres, encontrando una casa de cuidados a largo plazo de buena calidad cuando se la necesite, y podemos seguir estando activamente involucrados en el cuidado de su salud."

Al día siguiente, Anita se instaló con nosotros. La fase de adaptación le llevó aproximadamente dos semanas. Inicialmente, no participaba en las actividades y su apetito era pobre. Ni siquiera su nieta la podía alegrar. Su familia la visitaba diariamente y el personal la alentaba para que participara de las actividades y de los eventos especiales. Durante todo el día, Precious, el perro de nuestro centro, la visitaba. Una mañana, Anita inesperadamente dijo, "Muy bien, pequeño perrito, puedes subir a la cama conmigo." Precious saltó a su cama. Ese fue el comienzo de la transición de Anita a su nuevo ambiente. Muy pronto, comenzó a preguntar por Precious después del desayuno, y el perrito iba con ella en su silla de ruedas cuando se dirigía a hacer alguna actividad. Las visitas de la familia comenzaron a ser menos tirantes y más valiosas.

"Pienso," decía Debby con los ojos llenos de lágrimas, "que cuando Mamá tiene un día de claridad, comprende que yo ya no puedo cuidarla. Espero que así sea."

El conflicto de roles que Debby estaba experimentando es común entre las hijas y nueras de mediana edad que son madres, esposas y cuidadoras además de amas de casa y empleadas. La lealtad de Debby hacia su madre era real. Pero su preocupación por su propia familia era igualmente real. La culpa, o el temor a la culpa, puede empañar nuestra capacidad para tomar decisiones responsables. Pero con la ayuda de su esposo y con una comunicación clara y honesta pudieron afrontar la situación y resolverla en forma conveniente para todos.

Como cuidador, siempre sentirá algo de culpa. Pero una vez que reconozca que no puede hacer todo por todo el mundo, la culpa pierde su fuerza.

Asumir el Rol de Cuidador

Ojalá que las historias de otros que ya han transitado este camino le ayuden en el momento en que comience la difícil y delicada tarea de cuidar a un ser querido que envejece. Hay clases sobre cómo cuidar a los recién nacidos, a los niños que recién comienzan a caminar y a los preadolescentes, pero las clases sobre cómo cuidar a los padres que van envejeciendo son escasas e infrecuentes—no hay guías reales. Cada familia tendrá diferentes necesidades, circunstancias y dinámicas interpersonales.

Saber por cuánto tiempo permitirle a un padre o madre en transición tomar sus propias decisiones es difícil. ¿En qué momento es necesario intervenir? Cuando Jeanne describió el andar precario de su madre por el boulevard le dije, "Así como no puedes dejar a un niño solo en una casa, no puedes dejar a tus padres si ya no son capaces de cuidar su propia seguridad." Necesitan límites seguros.

Jeanne sentía intensamente que su madre quería mantener su independencia, sin embargo permitirle a Emily vivir sola cuando ya no experimentaba sensación de peligro al cruzar una calle transitada, hubiera sido irresponsable. Tal como podemos confirmarlo aquellos que ya hemos pasado por esto, convertirte en la persona que toma las decisiones por tus padres implica un despertar a otra realidad. En el pasado, recurríamos a ellos en busca de consejo, de opinión, de ayuda y protección; ahora devolvemos el favor. Aunque no sea un rol al que nos entreguemos con facilidad, es un regalo que les hacemos a nuestros padres: un cuidado apropiado y de buena calidad para lo que resta de sus vidas, ya sea en casa o en una buena residencia.

Si Usted No Puede Asumir el Rol de Cuidador

Tal vez sus padres no estén preparados para permitir que usted se involucre y tome decisiones junto a ellos. Si no renuncian a las llaves del auto o no aceptan ayuda en la casa, probablemente no desearán ni siquiera considerar la idea de cuidados a largo plazo. Recuerde que si un padre o una madre está mentalmente lúcido, él o ella debería tomar sus propias decisiones, esté o no de acuerdo usted. De cualquier modo, si su padre o madre está en una situación de peligro inminente, o si su salud está seriamente amenazada, usted tiene la responsabilidad de involucrarse. Al menos tenga un plan alternativo listo para evitar encontrarse en una crisis sin saber hacia dónde ir. Aquí encontrará ideas sobre cómo empezar:

1. Obtenga información acerca de agencias locales que brinden servicios de cuidado en el hogar, los que pueden incluir todo, desde ayuda para hacer compras o cocinar hasta cuidado de personas las veinticuatro horas. También pregunte en centros para personas mayores de su zona acerca de la posibilidad de conseguir ayuda por medio día. En muchas comunidades, la gente ofrece sus servicios por hora para hacer las tareas domésticas, cocinar o simplemente sentarse con los adultos mayores. Investigue sobre Comidas sobre Ruedas (*Meals on Wheels*).

2. Asegúrese de que sus dos padres hayan firmado un poder notarial duradero para el cuidado de la salud, [DPA por *Durable Power of Attorney;* llamado Directiva de Cuidado de la Salud por Adelantado *(Advance Health Care Directive)* en California] y un poder notarial duradero para las finanzas. Estos documentos nombran a un representante—usualmente un miembro de la familia en quien se confía, o un amigo—para que actúe en lugar de sus padres cuando se necesite tomar decisiones respecto del cuidado de la salud o de las finanzas y ellos no lo puedan hacer por sí mismos.

3. Familiarícese ahora con las opciones de cuidados a largo plazo tales como residencias de vivienda asistida y hogares de ancianos en su vecindario. (Ver Capítulo 11 acerca de los distintos niveles de cuidados a largo plazo.)

4. Si usted es un cuidador que vive a gran distancia, obtenga la ayuda de un vecino amable para que vigile a sus padres y que le informe respecto de cualquier cambio de conducta. O bien, investigue sobre los servicios que brinda un director en cuidados geriátricos (ver Capítulo 12) en la zona donde viven sus padres.

Lamentablemente, tal vez tenga que esperar el inevitable accidente automovilístico, o una caída, o una crisis médica antes de poder intervenir y ayudar a sus padres. Si tiene un llamado de la sala de emergencias del hospital, y le informan que uno de sus padres se ha quebrado la cadera o ha tenido un derrame cerebral, no tendrá mucho tiempo para pensar acerca del próximo nivel de cuidado; frecuentemente los hospitales no le comunican una decisión de alta hasta que solo quedan veinticuatro horas para encontrar un centro.

En una crisis, es difícil tomar una decisión tan importante que sea la mejor para su madre o padre.

Diecisiete Horas para Encontrar un Hogar de Ancianos

Un martes por la mañana, Betsy se sentó en mi oficina, ansiosa, enojada y asustada. Desde el momento en que la madre de Betsy había muerto, su padre de ochenta y nueve años, Larry, había vivido solo y parecía autosuficiente. Sin embargo, cuando Betsy lo visitó el viernes por la tarde, estaba desorientado, no se había cambiado la ropa durante varios días y era claro que tenía fiebre. "El médico de la sala de emergencia me dijo que además de su fiebre de 103.2, Papá tenía una seria infección urinaria," dijo Betsy. Esa noche Larry fue internado en el hospital. A las seis y media de la tarde del lunes, el planificador de altas hospitalarias le informó a Betsy que Larry tenía que dejar el hospital a la mañana siguiente y que necesitaría un asilo de ancianos. "¿Cómo voy a encontrar un hogar para ancianos para mañana a la mañana," le preguntó al planificador de altas, "si sólo tengo esta noche para buscar?"

Betsy continuó, "Me fui a casa y empecé a llamar a todas las personas en quienes pude pensar en ese momento—amigos, parientes—para ver si ellos conocían algún hogar. Finalmente, me puse en contacto con mi rabino, y él me dio tu nombre. ¿Tienes una habitación para mi padre?"

Lamentablemente, tuve que responderle, "Lo siento Betsy, no tendré una cama hasta la próxima semana. Déjame hacer unas llamadas y veré si hay alguna cama en un centro que pueda recomendarte." La mayoría de las admisiones en un hogar de ancianos de pacientes que provienen de un hospital se hacen bajo este tipo de presión.

Tenga Preparado un Plan

Si dispone de conocimiento y de un plan, tiene más posibilidades de elección y más control. Un plan estabiliza una crisis; reemplaza la confusión por seguridad. Cuando sus padres entren a los ochenta o noventa, necesitarán guía y apoyo. Aunque llegue a sentir que puede y debe hacer todo por ellos, esa puede ser una expectativa poco realista, una receta para el sufrimiento que puede conducir a la negación, el enojo, la tristeza, el dolor y la culpa. Si tiene un plan flexible, estos sentimientos, que siempre aparecen, pierden un poco de fuerza. Dado que no hay respuestas perfectas, la preparación, la comunicación y una evaluación realista de la situación de sus padres, conducirán a decisiones sensatas.

SEÑALES DE ALARMA: DIEZ
SEÑALES EN SUS PADRES A
LAS QUE HAY QUE PRESTARLES
ATENCIÓN

"Desde que Papá murió hace dos años, Mamá se ha manejado sorprendentemente bien," me dijo Elizabeth. "Su casa no está tan limpia como solía estarlo, pero está muy ordenada. No sé porqué me preocupo por el hecho de que esté sola." Cuando le pregunté a Elizabeth acerca del arreglo de la casa de su mamá de ochenta años, me interrumpió y dijo, "Stella, para responderte tendría que husmear como un detective cada vez que la visito."

"No es una mala analogía," respondí. "De algún modo, tenemos que volvernos detectives para ayudar a nuestros padres a que sigan viviendo con seguridad. Puede haber pequeños indicios de incapacidades físicas o cognitivas que están apareciendo. Estas 'señales de alarma' te avisan cuándo un padre o una madre comienza a necesitar más cuidado. Podría ser ayuda extra con la casa, más atención médica o una revisión de sus medicamentos."

"Para confesarte la verdad," continuó Elizabeth, "no estoy segura de que ella esté vigilando sus finanzas, y me preocupa lo que está comiendo."

"Nadie conoce a tu madre mejor que tú," dije. "Si piensas que podría haber problemas, probablemente los haya. Cuanto antes identifiques las señales de alarma, más rápido podrás comenzar a delinear un plan para el futuro antes de que ocurra algo serio."

Evaluar los cambios de estilo de vida es una empresa absolutamente personal para usted y para sus padres, y no hay reglas absolutas. Aunque puede sentir que es incómodo entrar a la casa de sus padres sabiendo que es para controlarlos, puede llegar a ser un servicio muy valioso. Para ayudarle a evaluar cuán bien se están manejando sus padres, he confeccionado una lista de señales de alarma comunes, comenzando por el cuidado personal.

I. Cuidado Personal

- ¿Faltan botones en la ropa de su padre o madre?
- ¿La ropa de su madre o padre está sucia o descuidada?
- ¿Viste la misma ropa día tras día?
- ¿Hay olor que revela falta de higiene personal?
- ¿Tiene la sensación de que su padre o madre no se está cepillando los dientes regularmente?
- ¿Su madre ha dejado de ocuparse de su cabello o de su maquillaje?
- ¿Ha dejado su padre de afeitarse y de cortarse el cabello regularmente?

Chris y Lili. Chris vino a verme en relación a su madre de noventa y dos años, Lili, que vivía sola en Beverly Hills. Chris, un médico, sentía que había cubierto todas las necesidades de su madre al organizarle cuidadosamente muchos sistemas de apoyo. En su opinión, Lili parecía lúcida. Siempre había sido una mujer sociable y elegante que se vestía con gran gusto y amaba las fiestas. Parecía estar manejándose bien viviendo sola.

Sin embargo, durante una visita a su madre, se dio cuenta de que ahora tenía puesto el mismo vestido de entre casa cada vez que la veía. Chris también notó un olor desagradable en la casa. Se le ocurrió que probablemente Lili no se estuviera bañando con asiduidad. "Pienso que ella se ponía perfume cuando yo iba a visitarla," me dijo más tarde. Dado que el olor era un cambio sutil en la conducta de su madre, no lo consideró importante. En el momento en que Lili se instaló en nuestro centro, su higiene personal necesitó intervención inmediata. La sola mención de un baño la hacía sentir nerviosa y atemorizada.

Bañarse puede ser una experiencia atemorizante para los mayores. Requiere de una coordinación y organización importantes, y su madre o padre puede no estar en condiciones de realizar esta tarea. El solo hecho de graduar el agua caliente y la fría puede provocar confusión. Para la gente mayor también puede ser difícil mantener el equilibrio cuando entran o salen de la ducha. En el caso de Lili, ella no quería bañarse porque tenía miedo de caerse. Al asirse de la puerta corrediza de la ducha para afirmarse podría haber resbalado y haberse fracturado la cadera—un accidente común entre las personas mayores.

Mientras tienen lugar pequeños cambios, puede perder mucho tiempo precioso antes de darse cuenta de la verdadera condición de su padre o madre. Si su madre siempre ha usado zapatos atractivos que combinan con su ropa, y ahora solo viste pantuflas viejas, ese es un cambio significativo. Si por el contrario, cambia de viejas y cómodas zapatillas de tenis a cómodas pantuflas viejas, podría no tener importancia.

II. El Arreglo de la Casa

- ¿Los artefactos de la cocina y los cubiertos están pegajosos?
- ¿Han cortado algunos servicios porque no se han pagado las cuentas?
- ¿La refrigeradora necesita una limpieza profunda?
- ¿Hay una gran cantidad de basura o de comida que no está en buenas condiciones?
- ¿Están manchadas las alfombras?
- ¿Están manchadas las sábanas?
- ¿Su padre o madre no acepta ayuda de otra persona?

Stewart y Amy. Stewart había estado cuidando a su madre de ochenta años, Amy, durante los últimos dos años. "Yo realmente nunca me preocupé por ella," dijo Stewart. "La llevaba de compras al supermercado y ella hacía el resto. La semana pasada cuando pasé a buscarla, abrí la refrigeradora, había más comida de la habitual, y no olía bien. Al ver mi cara, mi madre me urgió a que me apartara de la puerta diciendo, 'Vamos. Ordenaré todo eso cuando regrese.' A la semana siguiente, cuando controlé el estado de la refrigeradora, me asustó lo que encontré. El olor desagradable se había intensificado. Era necesario tirar mucha comida, y la refrigeradora necesitaba una buena fregada. Diablos, toda la cocina necesitaba que se le atendiese. Ese fue el momento en que reaccioné—Mamá necesitaba ayuda."

Es difícil aceptar que su padre o madre ya no puede cuidarse solo. Tal como un hombre me confesó, "Stella, mi padre es un juez de la corte suprema retirado. Meterme en su vida para ayudarlo, o intervenir, es difícil de imaginar." ¿Se da cuenta su padre o madre que necesita ayuda o no es consciente? Sea de una forma o de otra, una evaluación médica completa determinará si la causa es física o cognitiva. ¿Podría tratarse de depresión? Un médico de la familia *que tenga experiencia en el cuidado de mayores* puede aportar datos útiles.

III. Las Comidas y el Apetito.

- ¿Está la refrigeradora casi vacía?
- ¿La comida que le llevó tres o cuatro días atrás aún no ha sido consumida?
- ¿Su dieta está basada exclusivamente en lo que come mientras mira televisión?
- ¿Tiene problemas para masticar porque su dentadura no está firme?
- ¿Ha habido una pérdida o un aumento de peso notable?

"A partir de la muerte de mi papá," dijo Vincent, "mi madre dejó de preparar la cena, algo que había hecho todas las noches a las seis en punto, por cincuenta y dos años. Ahora parecía que estaba perdiendo peso. Cuando le pregunté acerca de su dieta, me dijo, 'Si no hay alguien con quien disfrutar una comida, no vale la pena cocinar.' "

La necesidad de ayuda para comprar o preparar comida puede empezar muy sutilmente. Las comidas son un momento de socialización para la mayoría de nosotros. Si su padre o madre está viviendo solo o sola y ha perdido a su cónyuge o a un buen amigo, su apetito puede disminuir. Tal vez su padre o madre no puede ver lo suficientemente bien como para leer las instrucciones para cocinar, o tal vez la artritis no le permite manipular ollas y sartenes y otros utensilios. Los problemas dentales pueden hacer que comer sea difícil o doloroso. Además, ciertos medicamentos afectan el apetito mientras que otros hacen que la boca esté desagradablemente seca.

IV. Memoria

* ¿Su padre o madre lo llaman al trabajo sin ningún motivo evidente?
* ¿Está recibiendo llamados de alguno de ellos en mitad de la noche?
* ¿Lo llama para hacerle la misma pregunta varias veces al día?
* ¿Es incapaz de recordar sus llamadas anteriores?
* ¿Su cuenta de teléfono es más alta de lo habitual?

"Mamá empezó a llamarme todas las noches para avisarme que se estaba yendo a dormir," dijo Roy de su madre de ochenta y siete años. "Cinco minutos más tarde, me llamaba nuevamente y repetía el mismo mensaje amoroso. Después del cuarto llamado, yo tenía ganas de desconectar el teléfono."

Si su madre llama frecuentemente para formular preguntas triviales sobre la cena o el tiempo, puede ser un indicio de que necesita más atención o de que carece de estímulos. Pero preste atención si se da un patrón de repetición; si ella llama cuatro o cinco veces al día con la misma pregunta, pruebe las aguas diciendo, "Mamá, ¿ya me has llamado hoy para preguntarme esto?" Esta pregunta amable no ofenderá ni asustará a su madre, y le ayudará a usted a evaluar su situación. Cuando honestamente no pueda recordar que ya ha llamado, sabrá que se trata de un cambio de conducta que necesita ser atendido.

No importa cuán amoroso sea, cuando el mismo llamado con la misma pregunta se repita una y otra vez, llegará el día en que pierda la paciencia. Trate de recordar que su madre está respondiendo a pensamientos que son perfectamente lógicos para ella y que no tendrá idea de cuál es la razón para su enojo. Para ella se trata de un llamado totalmente nuevo. Si finalmente pierde la calma, recuerde que a todos los otros cuidadores adultos les ha pasado algo así, y probablemente más de una vez. Puede sentir el impulso de llamar a su madre para disculparse. De cualquier modo, si su madre no tiene el recuerdo de su enojo, una disculpa solo la confundirá. Si sus fallas de memoria continúan, comuníquese con el médico y pida una evaluación cognitiva. (Para más información sobre evaluaciones cognitivas, ver el Capítulo 7: Mi madre no tiene la enfermedad de Alzheimer, pero…)

V. Comunicación

- ¿Su madre o padre tiene dificultades para seguir indicaciones?
- ¿Se confunde entre el control remoto de la televisión y el teléfono inalámbrico?
- ¿Frecuentemente busca la palabra correcta durante una conversación?

Nathalie y su mamá. Nathalie, una pequeña mujer muy elegante de unos sesenta años, se inclinó sobre el escritorio mientras describía a su madre. "Mi madre es extraordinariamente inteligente," afirmó. "Enseñó en la universidad por veinte años y habla tres idiomas, de modo que no entiendo cuál es el problema. Traté de enseñarle cómo poner un casete en un grabador. Le dije, '¡Mami! ¡Calza la cinta en la ranura y cierra la tapa! ¿Es tan difícil?' Mi hermano Jack ha renunciado a intentarlo. Me dijo, 'Nathalie, no discutas con ella. Sabes lo que dijo el médico sobre su memoria.' Y yo le dije, 'No voy a tratar a Mamá con lástima. No voy a hablarle de modo diferente.' Pero no logro que use el grabador. Cada vez que trato de ayudarla, se enoja más y se confunde. A veces no puede recordar una palabra, o dice la palabra incorrecta. Le digo, 'Mamá, no puedo entenderte; tienes que decirlo otra vez.' ¡No permitiré que se rinda ante esto!"

"Natalie," le dije dulcemente, "la memoria de tu mamá ya no es lo que era. Imagina que su mente es un edificio muy alto con todas las luces encendidas. Una luz se apaga en el piso más alto, y otra se apaga en el quinto piso, y así. Finalmente, todo el edificio quedará a oscuras. Nathalie, tu madre ya no puede seguirte."

Me miró y comenzó a llorar en silencio. "La estoy perdiendo, ¿verdad?" me preguntó.

Como hijos adultos, no queremos aceptar que nuestros padres no puedan seguir instrucciones, o que se confundan o se pongan ansiosos fácilmente. Nos atemoriza tanto por nosotros como por ellos. La comunicación disminuida es una señal de aviso de que su padre o madre está empezando a perder habilidades cognitivas. Si se exaspera frecuentemente por la incapacidad de su padre o madre para seguir una conversación, es hora de una evaluación adecuada sobre desórdenes cognitivos.

VI. Movilidad

- ¿Su padre o madre tiene dificultades para subir o bajar escaleras?
- ¿Tiene suficiente fuerza como para levantarse de una silla mullida por sí mismo?
- ¿Su equilibrio es inestable al levantarse de una posición de sentado?
- ¿Puede subir y bajar del auto sin ayuda?

Si ha notado que los movimientos de su padre o madre son más lentos, rígidos e inestables, puede ser el momento de que su médico lleve a cabo una evaluación; en realidad, una evaluación por parte de un terapeuta físico podría ser lo correcto. Ben me dijo, "Supe que Papá estaba teniendo problemas cuando tomó su andador para ayudarse a salir del auto y los dos, él y su andador, se cayeron hacia atrás." Afortunadamente, dado que el deterioro físico de los mayores se debe a menudo a la inactividad, la movilidad es un área que puede mejorarse con ejercicio. También se sabe que el ejercicio reduce el dolor por artritis, mejora los hábitos de sueño, e incrementa los niveles de movilidad y energía. Consulte al médico de su padre o madre para planear un programa de ejercicios apropiados y seguros.

VII. Depresión: Pérdida de Interés en la Vida.

* ¿Fue su madre una lectora apasionada que ahora ha perdido el interés en los libros?
* ¿Era su padre un entusiasta fanático de los deportes que ya no mira partidos por televisión?
* ¿Su madre ha abandonado sus agujas de tejer?
* ¿Su padre o madre ha perdido el interés en la comida?
* ¿Rechaza invitaciones que antes solía esperar con deseo?
* ¿Se pone irritable, ansioso, o enojado por ninguna causa evidente?

Por supuesto, la conducta alterada puede tener causas físicas. Puede suceder que su madre ya no pueda leer la pequeña letra de imprenta. Puede ser que su padre haya dejado de mirar televisión porque no puede oír. Tal vez su madre ya no teja por su artritis. O todos los síntomas mencionados pueden ser causados por la depresión.

Bret y Karen. A los ochenta y siete años, Bret vivía solo después de que su esposa muriera. Su hija Karen decía que su padre siempre había sido un hombre muy sociable, y la entristecía verlo recluirse. Mientras que antes contaba los días antes de que sus nietos lo visitaran, ahora mostraba poco interés en verlos. Comenzó a perder peso. Su depresión se profundizó. Cuando Karen lo llevó al Instituto Neuropsiquiátrico de UCLA, fue internado por depresión clínica. Después de haber sido dado de alta, Bret ingresó a nuestra residencia de vivienda asistida. Le llevó aproximadamente una semana participar en nuestras actividades y realmente interactuar con el grupo. Descubrimos que ama bailar y se ha convertido en el héroe romántico para las señoras. Habiéndosele otorgado el título de Saludador Oficial, Bret se desvive por ayudar a los nuevos residentes en sus primeros días de adaptación. Las personas que han llevado una vida de mucha sociabilidad, con frecuencia se benefician de la estimulación que reciben en estas comunidades de vida.

Las personas con más de sesenta y cinco años deben enfrentar un número creciente de pérdidas—la muerte de seres queridos, problemas económicos, sentimientos de impotencia, incapacidades físicas, dolores crónicos, aislamiento social y memoria disminuida. Cualquiera de estas cosas puede causar depresión; sumadas pueden ser devastadoras.

Depredador silencioso, la depresión no solo daña la calidad de vida, sino que también toma una cuota de salud física. Los síntomas pueden incluir insomnio, fatiga, pérdida del apetito y cambios en las actividades diarias. Pero la depresión no debería ser considerada una parte normal del envejecimiento; es tratable y necesita ser evaluada tal como lo haría usted con una enfermedad médica.

VIII. Medicación

- ¿Ya ha pasado la fecha de vencimiento de la medicación de sus padres?

- ¿Están demasiado llenos los frascos teniendo en cuenta la fecha en que fueron comprados?
- ¿Están los frascos demasiado vacíos; ha tomado demasiados medicamentos?
- ¿Los medicamentos han sido comprados en diferentes farmacias?
- ¿Hay demasiada cantidad de medicamentos de venta libre tales como aspirinas, jarabe para la tos o antiácidos?

Mi mamá y yo. A los ochenta y dos años, mi madre se enorgullecía de sí misma por ser capaz no solo de recitar los nombres de los trece medicamentos que debía tomar, sino también por poder decir el propósito de cada droga. Cada domingo durante las últimas semanas, yo había pasado a ver a Mamá temprano a la tarde. Típicamente, la encontraría en el rito de preparar su medicación para la semana siguiente. Trece frascos de medicación estarían alineados prolijamente en hilera al tiempo que ella minuciosamente ponía cada medicación en su organizador de siete días. Esa tarde en particular oí a mi madre murmurar para sí misma, "¿Qué he hecho ahora?" Asomándome al comedor, vi a Mamá mirando fijo los frascos de medicación, parecía muy desorientada. "Mami," dije, "déjame que te dé una mano hoy, de modo que podamos sentarnos y conversar. Yo tomaré el organizador y tú alcánzame las pastillas." Al mirar el organizador, encontré dos pastillas de la misma clase en el compartimiento del lunes y ninguna en el del martes o el miércoles. ¿Por cuánto tiempo había existido este problema? Fue la primera señal para mí de que mi madre había ingresado en una etapa de su vida en la que necesitaba guía y apoyo.

Debido a la gran cantidad de píldoras que la gente mayor toma todos los días, la medicación es un área de preocupación seria. Si su padre o madre está tomando diez drogas diferentes todos los días, lo que no resulta fuera de lo común, y si el horario de la medicación varía para cada pastilla, controlar la situación puede llegar a ser un gran dolor de cabeza. Si todavía no lo ha hecho, haga una lista de la medicación actual de su padre o madre. Controle con tacto los frascos de medicación de sus padres, mire la fecha en que fueron llenados, y calcule cuántas píldoras debería haber todavía en los frascos. Tenga presente que nuestros padres pueden llegar a ver tres o cuatro especialistas diferentes, cada uno de los cuales prescribe medicación dentro de su propia especialidad. A menudo, los medicamentos se contraindican unos a otros ya que los varios médicos no miran el régimen médico completo.

Georgia. Georgia, de ochenta y siete años, vivía sola. Después de un episodio agudo de palpitaciones irregulares, se le recetó medicación para diluir la sangre y así prevenir un derrame cerebral, además de prednisona para una bronquitis severa. Tres semanas más tarde, su doctor le prescribió una aspirina para niños, que reemplazaría al adelgazador de la sangre. Sin embargo, Georgia tomaba ambas, la aspirina y la medicación para diluir la sangre. Los tres medicamentos que estaba tomando podían causar hemorragia. Durante su última visita al médico, el examen de laboratorio de Georgia mostró que estaba anémica. En consecuencia, se le recetó una dosis diaria de hierro, la cual, a su vez, causó un problema de constipación. Nadie se detuvo a mirar el cuadro completo. El día que ingresó a una residencia de vivienda asistida, le pedimos al médico un estudio de laboratorio para evaluar los niveles de la sangre de Georgia. Nuestro examen de laboratorio nos informó que el nivel de hemoglobina era tan anormal que Georgia requirió una hospitalización inmediata y dos unidades de sangre. No era sorprendente que cada uno de los tres medicamentos que Georgia había estado tomando hubieran sido ordenados por diferentes especialistas.

A partir de una reevaluación de los medicamentos, regresó a la residencia de vivienda asistida, tomando solo una aspirina para bebé por día.

De acuerdo a la Asociación de Farmacéuticos de California *(California Pharmacists Association)*, cien mil personas en este país mueren al año por reacciones adversas a la medicación. Otros millones son afectados. Idealmente, toda la medicación de su padre o madre debería ser adquirida en una misma farmacia. Pídale a un farmacéutico de confianza que revise la medicación actual de su padre o madre. Asegúrese de incluir todas las drogas de venta libre que tome habitualmente, ya que pueden interactuar con las drogas prescriptas. El farmacéutico le hará saber si hay alguna contraindicación que deba consultarse con el médico.

IX. Finanzas

- ¿Su padre o madre ha pagado su factura de gas dos veces?
- ¿Hay mucho correo sin abrir?
- ¿Hay cartas de último aviso de agencias de cobro?
- ¿La cuenta bancaria de su padre o madre está sobregirada?
- ¿Hay frecuentes transferencias inexplicables de la cuenta de ahorro a la cuenta corriente?

Suzette y su padre. "Mi papá es un psicólogo jubilado de ochenta y cuatro años que trabajó en orientación psicológica por treinta y dos años," comenzó Suzette, una atractiva pelirroja de unos sesenta años. "Al jubilarse, lograba que le alcanzara el dinero con los beneficios del Seguro Social y algunas inversiones que había hecho. El entretenimiento de Papá era salir a cenar con amigos los martes, jueves y sábados. Hace aproximadamente un año, me di cuenta que estaba cenando en casa los martes y jueves. A la semana siguiente, invité a Papá a que viniera a cenar conmigo y con mi esposo. Mientras manejaba rumbo a casa después de haberlo dejado a Papá en la suya, mi esposo me señaló, '¿Viste todas las tarjetas de agradecimiento de diferentes caridades sobre el escritorio de tu papá? Debe de haber al menos diez.' Stella, tenía que tratar el tema con Papá, pero no estaba segura de cómo hacerlo."

"Conseguir información financiera es una tarea delicada," le dije a Suzette. "Dado que las finanzas son un área privada, puede parecer que estás siendo indiscreta con la más pequeña de las preguntas, y tu padre podría sentirse amenazado o incómodo."

"¡Seguro!" exclamó Suzette. "Mis preguntas acerca de sus informes financieros no caían bien. Pero todas las tarjetas de agradecimiento estaban todavía sobre la mesa del comedor y había más de setecientos dólares en donaciones. Además su chequera no había sido balanceada en ocho meses. Para abreviar una larga historia, Papá finalmente revisó sus finanzas conmigo. ¡No solo había estado renunciando a sus cenas, sino que también estaba recortando algunos medicamentos porque no podía comprarlos! "No estoy segura de que Papá siquiera recordara haber hecho esas donaciones a esas organizaciones. Después de que me hice cargo de sus finanzas, él pudo comprar todos sus medicamentos y retomar sus amadas cenas otra vez."

Dado que las finanzas personales están tan íntimamente atadas al sentido de independencia de su padre o madre como lo está conducir, los temas financieros están entre los más difíciles de discutir. No se sorprenda si su padre o madre se siente incómodo al compartir su estado financiero, pero trate de tener una conversación *antes* de que haya necesidad de intervención, de modo que si aparece algún problema, pueda hacerse cargo con eficiencia.

¿Cómo inicia la conversación? Podría probar con una versión de lo siguiente: "Papi, estoy preocupada, no podré ayudarte con tus asuntos bancarios si alguna vez tienes una emergencia médica. Cuando el padre de Marcy tuvo un ataque, ella no tenía idea de su situación financiera, y ahora él no puede decirle nada. Dado que ella no puede acceder a sus cuentas, Marcy está luchando para pagar toda su manutención y sus cuentas médicas." O podría decir, "Mami, estoy empezando a pagar un plan de retiro que, espero, cubrirá todos mis gastos vitales. ¿Cómo planeaste tu retiro? ¿Está funcionando?"

Si su padre o madre está lúcido y no se siente cómodo al darle su información financiera a usted o a alguien de su familia, sugiérale que hable con un abogado de confianza o un planificador financiero.

X. Conducir

- ¿Su padre ha incurrido en un número creciente de violaciones a normas de tránsito?
- ¿Ha estado involucrado en una cierta cantidad de accidentes menores?
- ¿Hay golpes o rayones inexplicables en el auto?
- ¿Su madre maneja a una velocidad que no es segura, demasiado lento o demasiado rápido?
- ¿Siente que es necesario llamar para ver si sus padres llegaron a casa a salvo?
- ¿Su padre alguna vez se pierde cuando está manejando?
- ¿Se anima a viajar con su padre en su auto?
- ¿Permitiría que sus hijos viajaran con su padre en su auto?

William, Gert y Matthew. William, de ochenta y seis años, visitaba a su esposa Gert dos veces al día en el hogar de ancianos. Matthew, su único hijo, sentía una preocupación creciente acerca de la habilidad para manejar de su padre. Cuando Gert todavía vivía en casa, William había permitido que un chofer los llevara a las sesiones de diálisis de Gert. Pero ahora que ella estaba en un hogar de ancianos, él afirmaba categóricamente, "¡No necesito un chofer!"

Su hijo lo presionaba para que otra persona llevara a su padre dos veces al día a visitar a Gert. "Él no tiene por qué manejar," decía Matthew. "No siempre mira a ambos lados, y cambia de carriles sin hacer señales."

Dos semanas más tarde, Matthew me llamó, ansioso y asustado. "Stella, acabo de recibir un llamado. Papá ha tenido un accidente. Está en la sala de emergencia. Estoy yendo para allí en este momento." William había golpeado a una chica de dieciocho años que había sufrido una fractura de muñeca y heridas sobre un ojo que habían requerido puntadas. William se había fracturado cuatro costillas y su pelvis. Cercano a las lágrimas, Matthew admitió frente a mí, "Yo sabía que tenía que sacarle esas llaves, pero Papá hacía tal escándalo, que era más fácil dejar que la situación siguiera su curso. Ahora me siento responsable por Papá y por esa pobre chica."

Muchas familias tienen que esperar a que se produzcan inexplicables golpes o accidentes menores antes de tocar el tema de entregar las llaves del auto. Recuerde: La pérdida del permiso para manejar se equipara a la pérdida de independencia en nuestra sociedad, especialmente para los hombres. Si usted es quien debe dar la mala noticia, no se sorprenda si el resentimiento cae sobre usted con toda su fuerza. Si su padre o madre está mentalmente lúcido y es capaz de tomar sus propias decisiones, habrá un límite a la intervención que pueda tener. Habiendo dicho esto, si su forma de manejar lo coloca a él y a otros en peligro inminente, debe actuar. Encuentre una persona a quien su padre o madre escuche. Puede ser un nieto que diga, "abuelo, me preocupa que manejes," o podría ser el médico de la familia. Hay más probabilidades de que su padre o madre tome más en cuenta la recomendación del médico que la suya.

El Momento de Comenzar es Ahora

¿Su padre tiene problemas con su higiene personal porque no se da cuenta, porque no le importa, o porque le resulta muy difícil mantenerla? ¿Podría ser una combinación de las tres razones? Como su cuidador, usted tiene que ocuparse en descubrirlo. Si su higiene personal no es la primera señal de alerta, pueden ser sus asuntos bancarios y complicados problemas financieros los que necesiten su atención. Tal vez el cuidado de la casa se ha vuelto un problema, o su madre ha perdido la capacidad de contarle cómo pasó su día. Comience a observar a sus padres ahora. Preste atención a las señales de alarma, y prepare un plan. Si su padre o madre puede participar en el diseño de este plan, eso le permitirá seguir siendo quien toma las decisiones para el resto de su vida en tanto usted se ocupará de llevar a cabo sus deseos en cuanto a finanzas, tratamientos médicos y últimos deseos; y además también simplificará su rol de cuidador.

LISTA DE CONTROL
Señales de alarma a las que hay que prestar atención

1. **Cuidado personal**: Higiene personal deteriorada, cabello despeinado, ropa manchada, ropa que no combina, dificultades para entrar o salir de la bañera o ducha sin ayuda, baños infrecuentes, incontinencia.

2. **Cuidado de la casa**: Acumulación de basura o alimentos en mal estado, alfombras manchadas, pilas de ropa sucia

para lavar, vajilla sucia, mesada de la cocina pegajosa, renuencia a aceptar ayuda.

3. **Comidas y apetito**: Dificultad para preparar comidas, apetito disminuido, notable pérdida o aumento de peso, comida rancia, refrigeradora vacía.

4. **Memoria**: Olvido de citas y nombres, repetición de historias en una conversación, frecuente pérdida o extravío de objetos, pérdida de la memoria reciente, repetidas llamadas telefónicas para comunicar lo mismo, olvido de cómo usar el teléfono.

5. **Comunicación**: Dificultad para encontrar palabras específicas, escritura cada vez más ininteligible, dificultad para aprender o retener nueva información.

6. **Movilidad**: Paso más lento cuando camina, dificultad para subir escaleras, modo de andar vacilante, caídas frecuentes, problemas de equilibrio.

7. **Depresión**: Ansiedad o irritabilidad inexplicable, decreciente interés en la familia o los amigos, abandono de las actividades de las que solía disfrutar.

8. **Medicación**: Olvido frecuente de la medicación diaria, dificultad para recordar si ha tomado la medicación, sobredosis de la medicación, desorden en los horarios de los diferentes medicamentos.

9. **Finanzas**: Correo que no ha sido abierto, cuentas impagas o cuentas pagadas dos veces, chequera no balanceada o sobregirada, cargos en la tarjeta de crédito que no pueden

explicarse, frecuentes transferencias desde cuenta de ahorro a cuenta corriente, cartas de aviso de las agencias de cobro.

10. **Manejo de vehículos**: Velocidad de manejo peligrosa, dificultad para doblar, golpes o rayones inexplicables, crecientes violaciones a las normas de tránsito, dificultad para estacionar.

3 ✒ NEGACIÓN

La negación es un fenómeno que no respeta credos ni raza. Atraviesa barreras de educación y de ingresos económicos, y afecta al 95 por ciento de las familias que vienen a mi oficina. Ni siquiera los médicos o los psiquiatras pueden ser objetivos respecto a las necesidades de sus propios padres. Me sorprende cómo la negación puede provocar que una familia pase por alto los muchos signos de alarma. Y sin embargo es interesante cómo la negación es el primer paso en la experiencia de la mayoría de nosotros cuando estamos cuidando a un mayor. En el momento en que usted se descubre buscando excusas para el olvido o la conducta de sus padres, ya ha empezado a ser su cuidador, sea consciente de ello o no.

Como mecanismo de defensa, la negación puede proveer dos cosas: (1) tiempo para asumir los cambios para los cuales no está preparado, y (2) la oportunidad de reagruparse para las tareas que se habrán de enfrentar de ahora en adelante. No fue sino hasta que me convertí en la cuidadora principal de mis propios padres que comencé a comprender el proceso. Dado que los cambios en la apariencia o la conducta de nuestros padres pueden ser fácilmente racionalizados, la ayuda adecuada a menudo se demora dos o tres años. Cuando las personas mayores se vuelven olvidadizas, una hija o un hijo ya crecidos puede decir, "Mamá siempre ha sido así," o "No es la primera vez que ha confundido la información." Estas respuestas nos mantienen en un capullo emocionalmente seguro donde, si no existen problemas, todo tiene que estar bien. A ninguno de nosotros nos gustan los cambios en las vidas de nuestros padres, sin embargo el tiempo no se detendrá. En algún momento ya no podremos simular más que todo está bien.

La Familia en la Negación

Ver la negación en mi propia familia fue una experiencia reveladora. Cuando llegó desde Texas la invitación a la graduación de la nieta menor de mis padres, reservamos nuestro vuelo hacia El Paso. Tal como lo habían hecho varias veces en los últimos quince años, Mamá y Papá se alojaron en la casa de mi hermana Cecilia. Una tarde, vi a mi padre parado en el hall de la casa de mi hermana, perplejo. "¿Qué pasa, papi?" le pregunté bromeando.

Me miró fijo y me preguntó, "¿Dónde estoy, Stella?"

Él no estaba bromeando. Estaba perdido. "Estás visitando a Cecilia," respondí. "Tu dormitorio está justo detrás de ti." Mirando hacia atrás, vio dos puertas, una que conducía al dormitorio, otra a un armario. Me preguntó qué puerta era la suya. Mientras lo dirigía al dormitorio, pensé, es extraño, y traté de olvidarme del incidente. Negación.

Unas pocas horas más tarde hablé con mis hermanas Pat y Cecilia. "Algo raro pasó hoy," les dije. "Papá se perdió en tu casa,

Cecilia. Ahora que lo pienso, ha habido algunos cambios en su conducta."

"Oh, Stella," me respondieron ambas demasiado rápido, "¡te preocupas demasiado por Papá! Siempre ha sido así. Se ve bien y se comporta bien. Ayer mismo estuvimos recordando los viejos tiempos y él estuvo perfecto."

Me dijeron que no me preocupara, y estuvieron de acuerdo en mantenerse atentas a Papá. Yo estaba feliz con su consejo. "Probablemente tengan razón," racionalicé, "Papá está bien." Más negación.

Cuando regresamos a Los Ángeles, las cosas anduvieron bien por dos meses. Después, un día, llamó Mamá. Papá había estado trabajando en su colección de monedas cuando ella se dio cuenta de que las estaba vendiendo a precios muy bajos. "Sé cuánto pagó por esas monedas," dijo, "y las está regalando a estos precios."

"¿Quieres que hable con él sobre esto?" le pregunté.

"Sí, cariño, por favor ven a vernos mañana," dijo Mamá. Pero a la mañana siguiente me dijo que lo olvidara, que todo estaba bien.

Nuevamente, estuve feliz en acceder a esto, pensaba, ¿Quién sabría más que Mamá? Él está bien. ¿Aún más negación? Otros varios incidentes tuvieron que suceder antes de que fuera claro que ya no podíamos negar más su conducta. Empecé a llamar a Mamá todos los días, pasar a verlos al menos tres veces por semana, para ver cómo estaba Papi. Cuando mi padre comenzó a exhibir el primer nivel de demencia, yo estaba dando los primeros pequeños pasos en el viaje de cuatro años de cuidados hacia él.

Cuidar a padres que van envejeciendo nos hace enfrentar los hechos. Debemos arreglárnoslas no solo con la realidad de su fragilidad, sino también con la nuestra. Sin haber esperado vivir tanto tiempo, la mayoría de nuestros padres no tienen planes de salud de cuidados a largo plazo. Cuando recae sobre nosotros la responsabilidad de crear un plan para sus necesidades de tiempo prolongado, caemos en la cuenta de que finalmente tendremos que crear uno para nosotros mismos, y empezamos a enfrentar nuestra propia mortalidad.

La Negación del Hermano/a que Vive Fuera de la Ciudad

Según mi experiencia, la negación es habitual en los hermanos que viven alejados del padre o la madre; mientras que la persona que los cuida día a día en lo concreto de la situación, ve cómo se dan los pequeños cambios. Cuando se comparten las observaciones con la familia, frecuentemente no son tomadas en serio.

Una mañana, Bonnie, una interventora de la ciudad, estaba esperando ansiosamente en mi oficina cuando llegué. "Sé que no tengo una cita," comenzó, "pero pensaba que tal vez podrías darme alguna información sobre tu residencia." Bonnie había venido a verme por su madre de ochenta y un años, Esther. "Mamá vive sola," continuó, "y mi hermana Sarah, que vive en otro estado, piensa que Mamá lleva una vida independiente. Sin embargo, ella no tiene idea del esfuerzo que significa para mí mantener a Mamá 'independiente.' La semana pasada, le escribí explicándole que Mamá no ha estado bien, que ha estado dando vueltas por la casa como si estuviera perdida. Al responderme, mi hermana me escribe 'Estás cansada y probablemente estés exagerando. Cuando vi a Mamá el mes pasado, se la veía genial.' "

"Stella," dijo Bonnie, "Es tan frustrante. En el momento en que Sarah la visita, Mamá parece estar perfecta porque yo me ocupo de todo para que luzca perfecta. Si Sarah se quedara por tres semanas, vería cómo está realmente Mamá."

"¿Qué es lo que tu madre necesita que Sarah no ve?" le pregunté a Bonnie.

"Si Sarah y yo intercambiásemos lugares por tres semanas, tendría que ir de compras y comprar solo ciertas marcas porque si no Mamá no las aceptaría. Tendría que llenar el tanque de gas, y revisar el auto para ver si no hay nuevas abolladuras. Tendría que pagar las cuentas, balancear la chequera, y ordenar todas las medicinas de Mamá. Y eso es solo el principio. Mamá es un trabajo de tiempo completo."

El resentimiento puede aparecer en las mejores relaciones fraternales porque el cuidador cotidiano es totalmente consciente de la diferencia entre una visita especial y el cuidado del día a día, hora a hora. El cuidador más íntimo puede sentirse aislado por la falta de comprensión y de apoyo de sus hermanos. Aun los hermanos y hermanas que son buenos amigos pueden tener que reajustar su relación cuando este nuevo tipo de dinámica familiar comienza.

Si usted es un cuidador secundario o un cuidador a distancia, comience por preguntar cómo puede ayudar. Tal vez pueda ofrecer más ayuda económica, o reemplazar al cuidador principal de modo que este pueda tener una tarde libre o ausentarse por un fin de semana. Pregunte regularmente si hay algo que se necesite comprar, tal como pijamas, ropa interior, provisiones o perfume. Las familias tienden a pensar, si necesitara ayuda, la pediría. No necesariamente. Los cuidadores primarios tradicionalmente no son buenos para pedir ayuda.

Camine Una Milla en los Zapatos de su Hermana

Sentados frente a mí un jueves a la tarde, se los veía preocupados a Rebecca, Louise y Robert. "Mamá tiene ochenta y nueve," comenzó Rebecca, la cuidadora primaria. "Ella se esfuerza mucho y es tan dulce y amorosa, solo que yo ya no puedo cuidar de ella en su casa. Les he dicho a Robert y a Louise cómo me siento."

Louise interrumpió, "Rebecca, yo vivo a solo seis horas de viaje.

Ni siquiera deberíamos estar hablando sobre vivienda asistida. Podemos dividir las responsabilidades entre los tres, deberíamos ser capaces de cuidarla. A ella le encanta hablar del pasado, y es una anfitriona perfecta cuando la visito."

"Louise," dijo Robert, "tú la visitas por unas pocas horas dos veces al mes. Mamá es una anfitriona perfecta porque Rebecca la viste totalmente, limpia su casa y prepara la comida que ella te sirve. Tú y Mamá solo se sientan y hablan. Yo ayudo una o dos veces por semana, y cuando me voy, estoy exhausto."

"Louise," intercedí, "¿cómo te sentirías si te llevaras a tu mamá a tu casa por el fin de semana? Eso le daría a Rebecca un descanso necesario y te ayudaría a comprender las necesidades de tu madre."

"Si eso mantendrá la independencia de Mamá," respondió Louise rápidamente, "lo haré."

La experiencia resultó esclarecedora. Louise la pasó a buscar el viernes por la tarde y el sábado por la noche, trajo de vuelta a su madre a la casa de Rebecca.

"A Mamá se la veía tan bien," Louise me confió después, "que yo no comprendía. Aproximadamente una hora después de que llegamos a casa, Mamá empezó a buscar a Rebecca. No importaba cuántas veces le explicara dónde estaba Rebecca, ella seguía haciendo la misma pregunta una y otra vez. Así todo el día. Una amiga nos invitó a cenar y estuvimos allí menos de una hora porque Mamá insistía que tenía que llegar a casa antes de que empezara a llover, a pesar de que no pronosticaban lluvia. Estaba tan asustada, no la podía calmar. Todo lo que pude hacer fue traerla de vuelta a casa de Rebecca. Ahora sé que no puede quedarse en su casa." Una semana más tarde, su mamá se integró a nuestra residencia de vivienda asistida.

La comunicación clara es el corazón de un buen sistema de cuidado. Los actores principales tienen que sentarse y ocuparse de los temas de salud, finanzas y deseos para los últimos momentos. Dado

que esto es difícil de hacer por teléfono o correo electrónico, las familias deberían hacer un esfuerzo y tener un encuentro cara a cara. Use el plan de reunión delineado en el Capítulo 5, Redefinición de roles entre hermanos, para empezar. Un plan les permite a todos saber por anticipado cuáles son las opciones, y ayuda a la familia a manejar las emociones complejas y la inevitable negación.

La Demencia Puede Reforzar la Negación

Uno de los aspectos que causa confusión con la demencia es que su padre o madre puede continuar exhibiendo buenos comportamientos sociales, que pueden permanecer intactos hasta bien comenzada la segunda etapa, y refuerzan la negación familiar. En realidad, la negación de la incapacidad cognitiva puede ser tan fuerte que reaviva viejas rivalidades entre hermanos. Por ejemplo, si el cuidador primario dice, "Papá está cojeando," los hermanos se preocupan y pueden preguntar cómo pueden ayudar, o sugieren que se lo lleve al médico. Sin embargo, si dice, "Papá se está olvidando de cosas tales como afeitarse o tomar su medicamento," los hermanos pueden irritarse por la información y ponerla en duda.

Dependiendo del estado de las habilidades cognitivas del padre o de la madre, un cuidador secundario puede no recibir un cuadro de la situación realista porque sus breves visitas no reflejan la realidad cotidiana. Por lo tanto, si usted es un cuidador secundario, tenga en cuenta que tal vez sus visitas pueden estar cuidadosamente orquestadas para complacerlo y pueden estar reforzando su negación.

El Cuidador Primario Víctima en la Negación

En una consulta que mantuvo conmigo sobre su familia, Bill, un contador jubilado, explicó, "Mi hermana Mary es una maestra de

escuela jubilada de setenta y dos años que nunca se casó. Los últimos diez años, nuestra madre, Shirley, de noventa y dos años, ha vivido con ella. Cuando mi hermana quiso tomarse unas vacaciones de catorce días en Hawai, me pidió que me quedara con Mamá. ¿Cómo podía decir que no? Ella ha sido una gran trabajadora. En dos días, me di cuenta cuán olvidadiza se había vuelto mi madre. Se ponía una blusa y se olvidaba de ponerse la falda. Usaba crema para manos en lugar de pasta dental. Cuando Mary regresó, le mencioné estos incidentes, y ella solo me respondió, 'Todo está bien. No te preocupes.' "

"Dos meses más tarde," continuó Bill, "recibí una llamada de Dale, el médico de Mamá. Dado que él y yo fuimos a la secundaria juntos, siempre le brindaba una atención especial a Mamá. 'Bill,' me dijo, 'tu madre necesita más atención. Ha perdido peso, su presión arterial está fuera de control, y tiene una infección en su pecho, probablemente porque no se está bañando. Parece confundida y, para ser más claro, no me reconoció. Bill, tienes que hablar con Mary. Ella se niega a creer que algo esté mal.' "

"Por lo tanto," me dijo Bill, "esa es la razón por la que estoy aquí. Me gustaría ver tu residencia antes de traer a Mary. Haré mejor mi trabajo de prepararla si le puedo describir lo que he visto con mis propios ojos."

La tarde siguiente, los dos, Bill y Mary llegaron a mi oficina. Aunque parecía cansada y asustada, Mary trató lealmente de disimular el estado de su madre, diciendo que no tenía problemas para vestirse, bañarse o con su memoria. Pero cuando yo interrogué a Mary, apareció un cuadro diferente.

"Dime, Mary," me atreví "¿cómo pasa el día tu madre?" Mary no respondió. "¿Se acordaría de qué comió anoche para la cena?" continué.

Mary se rió un poquito y dijo, "Bien, no."

"¿Puede tomar por sí misma sus medicamentos a horario?

"No," dijo Mary, "yo le doy toda su medicación."

"¿Tu madre me podría decir si hoy tomó sus pastillas?

"No," dijo Mary sintiéndose visiblemente más contrariada. "Mamá está un poquito olvidadiza, pero no es que tenga la enfermedad de Alzheimer ni nada de eso. Ella y yo nos manejamos bien."

En ese punto Bill interrumpió y dijo, "Mary, tienes que ser sincera. Mamá no puede sentarse quieta por cinco minutos; está todo el tiempo al lado tuyo haciéndote la misma pregunta una y otra vez. Y como ella necesita tanto de una persona, las cosas ya no están bien entre tú y Mamá. No es mi intención hacer difícil las cosas para ti," dijo Bill con tristeza, al borde de las lágrimas, "pero tú sabes que nuestra madre necesita más cuidado. Lo siento."

Dada la imposibilidad de Mary de ver la realidad, ella percibía las recomendaciones de Bill como una crítica. Mientras escuchaba, crecía su enojo y se ponía a la defensiva. "Piensas que no he hecho un buen trabajo al cuidarla, ¿no es cierto, Bill?" dijo en forma terminante. "Bien, Mamá y yo estamos bien."

En estado de negación, Mary creía que dado que ella podía manejar cualquier problema que tuviese su madre, nada estaba mal. En realidad, estaba poniendo la salud de su madre y la suya propia en peligro. A Bill le llevó tres meses, aun contando con la ayuda de su amigo médico, convencer a Mary de que su madre necesitaba más asistencia profesional.

El Cónyuge en Estado de Negación

"Tu padre conduce como siempre lo ha hecho."
"Tu madre y yo estamos bien donde estamos."
"Cualquiera se pierde en este vecindario."
"Yo puedo manejar la situación."

Después de que un hijo adulto reconoce la enfermedad de su padre o madre o su demencia, la próxima negación a la que hacer frente es a la del cónyuge cuidador. Afortunadamente, muchos hijos adultos comprenden que ya están perdiendo a uno de sus padres por enfermedad o demencia, y lucharán por mantener a aquél de los dos que cuida al otro, saludable y a salvo de modo de no perderlos a los dos.

Recibí una visita de Matt, un abogado de patentes que estaba visiblemente disgustado por sus padres. Él, su hermano y su hermana habían sido impactados y enfrentados a la realidad por el ataque al corazón de su madre, el cual había revelado un lado oculto de la vida de sus padres.

"Cuandoquiera que preguntásemos cómo estaban ella y Papá," decía Matt, "Mamá decía, 'No te preocupes por nosotros.' A los ochenta y tres años, Mamá siempre había estado en buenas condiciones de salud. Pero Papá tiene ochenta y seis y sufre de diabetes y demencia. Nosotros tres, Lonnie, Hal y yo mismo, vivimos en el mismo estado, cada uno a una hora de la casa de nuestros padres. Nos gustaba mucho visitarlos y sentíamos que siempre estábamos velando por ellos. Pero el domingo pasado todo cambió. Cuando llegué a la sala de emergencias, allí estaba Papá, sentado y llorando en la sala de espera. No sabía si calmarlo a él o ver cómo estaba Mamá. En las próximas horas, Hal y Lonnie llegaron. Mamá fue internada en la unidad de cuidados intensivos en observación por dos días. Dado que Hal tenía que trabajar el lunes a la mañana, y Lonnie tiene tres niños en la escuela, me ofrecí a quedarme en la casa de Papá con él.

"Los siguientes dos días fueron los más largos de mi vida," continuó Matt. "No tenía idea de la real condición de Papá, y me encontré con que tenía que ayudarlo a afeitarse, a vestirse, a cepillar sus dientes. Los frascos de medicinas estaban desparramados por la cocina, el baño y el dormitorio. No tenía idea de a qué hora debía darle su medicación. ¿Cómo pudo nuestra madre ocultarnos esto? De acuerdo a lo que ella decía, todo estaba bien, y no era necesario que nos involucráramos. Aunque es obvio que Mamá y Papá ya no pueden vivir solos, nosotros no estamos preparados para esto en absoluto."

Los Cónyuges Usan la Negación de Modos Diferentes

Los esposos son corredores de gran resistencia cuando llega el momento de cuidar al otro. Muchos de ellos tienen fuertes convicciones de que este rol debe continuar hasta el final, pero también tienen la tendencia a cubrir al que necesita ayuda y negar la gravedad del problema como una forma de proteger a su cónyuge. El cónyuge cuidador siente que está caminando sobre una línea delgada en su relación con los otros miembros de la familia. Por un lado, no quiere dejar afuera a sus hijos; por otro lado, si comparte demasiada información, los hijos pueden empezar a decirle qué hacer. Ningún padre quiere que le digan que debe renunciar a manejar su auto, que debe contratar a alguien para que ayude en la casa, o mudarse; pero un esposo o esposa que ya no puede brindar cuidados adecuados, puede poner a su cónyuge en peligro debido a lo que llamamos "descuido benigno," una frase suave para nombrar al hecho de hacer todo aquello que es físicamente posible pero que, con todo, no es suficiente para la seguridad y el bienestar del cónyuge.

Según ha sido mi experiencia, es más difícil para la esposa aceptar ayuda. Con muchos años de cuidado hacia su esposo en su haber, no puede admitir que ya no puede brindarle el cuidado que él necesita. Dado que ella esperaba cuidar a su compañero por el resto de su vida, no ha hecho planes de emergencia en absoluto. Muchas esposas han permanecido en este tipo de situaciones por cincuenta, sesenta y hasta setenta años—toda una vida. Para ellas la frase "hasta que la muerte nos separe" es un compromiso verdadero. Muchas esposas han llorado y me han dicho, "No lo puedo abandonar. Él no me abandonaría." Lamentablemente la tasa de agotamiento para quienes cuidan es tremendamente alta, y muchos terminan hospitalizados junto con el cónyuge al que asisten. De acuerdo a Shirley Rose Tyson en su libro *Gerontological Nursing Care*, "no es atípico que el cónyuge que cuida al otro muera antes que el paciente, debido al enorme desgaste físico y mental." Por lo tanto, se da una delicada batalla entre el intento de los hijos de salvar al padre sano y el intento del cuidador de mantener el control sobre su vida y su matrimonio.

Manejar la Negación

Cada uno de nosotros tiene un rol único en la familia, y cada uno de nosotros alberga diferentes temores: al proceso de envejecimiento, a la pérdida de la compañía de un padre o una madre, a los cambios en la dinámica familiar, a la pérdida del control, la pérdida de la independencia, a las incómodas debilidades de la tercera edad, a las enfermedades terminales—la lista es interminable y muy personal. Mientras vemos a nuestra madre o nuestro padre yéndose, el temor se filtra debajo de la superficie. Inicialmente, la negación aparece para ayudarnos a hacer frente al temor y para permitirnos rearmarnos emocionalmente. De todos modos, en un determinado momento, debemos despertarnos y enfrentar la realidad de la condición de nuestros padres para centrarnos tanto en las necesidades inmediatas como en las de largo plazo.

Reconocer los sutiles signos de una atención o movilidad que se deteriora puede ser una nueva experiencia. Mire la lista de control al final de este capítulo. ¿Le suenan familiares algunas de estas aseveraciones?

LISTA DE CONTROL

¿Descubre que usted mismo o algunos de sus familiares dicen las siguientes cosas?

- Mi mamá no tiene Alzheimer pero…
- Papá tiene algunos problemas—nada fuera de lo común.
- Mamá no necesita la ayuda de otra persona; la cuidamos nosotros mismos.
- Ha hecho una o dos cosas raras, pero nada de que preocuparse.
- No hay demencia en nuestra familia. Él está un poquito confundido hoy.
- No veo la razón por la que tengamos que hablar de esto.
- Es solo el olvido normal que llega con la edad.
- Estoy superada por el trabajo en este momento, pero tu papá y yo vamos a estar bien.
- Estás siendo un alarmista.
- Mamá siempre ha sido así.
- Mis padres no están tan mal, realmente.
- Mientras que pueda manejar su conducta, no hay problema.

Cuando tenía dieciséis años, mi madre solía decirme, "Cuando tú seas madre, podrás crear tus reglas." A los cincuenta y dos, estaba creando las reglas por ella y no me gustaba tanto como pensé que me gustaría. Nuestros roles gradualmente se intercambiaron y me descubrí haciendo las siguientes cosas:

- Les pedía a mis padres que me llamaran cuando llegaran a casa después de visitarme para estar segura de que habían llegado bien.
- Los acompañaba a las citas con sus médicos.
- Les compré una nueva tostadora para reemplazar la que no había funcionado por dos meses.
- Organicé todo para que una señora les limpiara la casa dos veces a la semana.
- Les compraba la comida mientras hacía mis compras de provisiones.
- Me ponía nerviosa cuando habían pasado más

de dos días sin tener noticias de ellos y comencé a llamarlos
diariamente para controlar que estuvieran bien.

- Compré un organizador de pastillas para siete días y comencé a prepararlo semanalmente.
- Invertí en un sistema de atención de emergencias para ellos.

Ninguno de nosotros espera convertirse en quien toma las decisiones por nuestros padres o quien los cuida a medida que se van poniendo frágiles. Que nuestros padres dependan de nosotros es una nueva experiencia. Cuando la inevitable inversión o transferencia de roles ocurre, puede llegar a darse un complejo e incómodo ajuste de roles. Aunque pueda sentirse siempre su pequeño hijo o hija, la carga de la responsabilidad de la paternidad y de la toma de decisiones es transferida gradualmente a usted—idealmente con su consentimiento. No importa cuán sensible y considerado sea, este proceso no tiene muchas probabilidades de darse serenamente. Ni usted ni sus padres estarán seguros de cómo reaccionar. Tal como ellos no pudieron resolver todos nuestros problemas, del mismo modo nosotros no podremos solucionar todos los suyos.

Ginger, Max y Linda. Ginger y Max llegaron en un taxi desde el aeropuerto y se encontraron con su hermana, Linda, en mi oficina. Tres semanas antes, su padre había muerto inesperadamente, dejando sola a su madre de ochenta y ocho años. "No estamos preparados para dejar a Mamá sola," comenzó a decir Linda. "Ella y Papá vivieron en la misma casa por veinte años, pero es ahora demasiado grande para ella. Ginger y yo sentimos que es hora de que nuestra madre venda su casa. Pensamos que la vivienda asistida sería perfecto para ella."

Mientras hablaban, comencé a sospechar que aunque sus hijos

estaban entrando en acción con la mejor de las intenciones, no lo habían consultado con su madre. Les pregunté si era así.

"Esa es la razón por la que vinimos a hablar contigo," respondió Ginger. "Después de que veamos algunas residencias, hablaremos con Mamá."

"Puedo comprender su sensación de urgencia," comencé, "pero la actitud de correr para solucionar las cosas, aunque bien intencionada, puede sin querer hacer que su madre sienta que no tiene control sobre su vida. Como hijos adultos, podemos apresurarnos a tomar decisiones por nuestros padres para poder sentir que todo está en orden, pero en tanto su madre es competente, es una decisión que ella debe tomar. Si ustedes pueden ayudarla a mantener el control sobre su actual estilo de vida, eso fortalecerá su independencia y a largo plazo los beneficiará a todos."

"Pero estamos preocupados por Mamá," dijo Max. "No queremos ser entrometidos, pero sucede que ella no puede vivir sola. ¿Qué sucederá con sus finanzas? ¿Debería seguir manejando? ¿No es nuestra responsabilidad hacernos cargo? Ginger y yo no vivimos cerca, de modo que queremos dejar a Mamá segura y ubicada."

"Max," dije, "tus preocupaciones son válidas, pero tomar todas las decisiones por ella, podría no ser la respuesta. Averigua qué es importante para ella. ¿Quiere quedarse en su propia casa? ¿Cuánta ayuda estará dispuesta a aceptar? ¿Quiere seguir manejando? Hablar de estos temas le permitirá a tu madre sentir que cuando un cambio sea necesario, será su elección y no la de ustedes."

Los hijos adultos se sienten abrumados y atrapados por enormes cambios de vida. Del mismo modo se sienten sus padres. Los hijos adultos se sienten tristes y ansiosos acerca del futuro. Del mismo modo se sienten sus padres. Los padres temen perder su independencia. Los hijos adultos le temen a la carga que significa cuidar a un anciano. Si puede reconocer que usted y sus padres están atravesando un proceso similar, el temor y la incertidumbre compartidos pueden crear un vínculo más fuerte entre ustedes en tanto se ayuden unos a otros a responder preguntas juntos.

La transferencia de roles es difícil para los padres mayores por muchas razones. No solo experimentan a menudo una pérdida de control sobre su claridad mental y su habilidad física, sino que dado que estaban acostumbrados a verse a sí mismos como cuidadores y como quienes tomaban las decisiones, también deben enfrentarse a una pérdida de identidad. Puede suceder que ahora ellos deban confiar en que usted llevará adelante sus decisiones de vida. Y lo más desconcertante de todo, puede suceder que ellos tengan que hacer cambios en su modo y lugar de vida, después de haber vivido en la misma casa por décadas.

Una Transición Difícil para un Hijo Adulto Cuidador

Hay muchas razones para la montaña rusa emocional que atraviesan los cuidadores.

1. **No estamos preparados para esto.** Michael vivía en San Diego y manejaba hasta West Los Ángeles cada cuatro semanas para visitar a su madre de ochenta y seis años, Betty, que vivía sola. "Cuando visito a Mamá," me dijo, "la llevo a almorzar temprano. Usualmente estoy de vuelta en la autopista para las tres y media antes de que el tráfico se ponga pesado." Michael había contratado a una dama de compañía llamada María para que visitara a Betty dos veces a la semana, pensando que así las cosas estarían bajo control mientras él se tomaba dos meses sabáticos en Italia. "Cuando regresé," continuó Michael, "la casa estaba oscura y las cortinas habían sido quitadas. A Mamá se la veía

muy mal y no sabía quién era yo. Llamé a María y le pregunté qué estaba sucediendo. María respondió que después de una visita al médico tres días atrás, Mamá le había dicho que ya no necesitaba tomar la medicación para la diabetes, de modo que María había quitado esa medicación del organizador de medicamentos."

Michael llevó de urgencia a su madre a la sala de emergencias. "Stella, el azúcar en su sangre y la presión arterial estaban fuera de todas las posibles mediciones," dijo. "Pero su confusión fue lo que más me asustó. Ni siquiera hablaba en frases completas. El doctor me miró con actitud acusadora y dijo, 'Michael, tú sabes que tu madre ha sufrido de ataques precisos de apoplejía por dos años.'

"Yo ni siquiera sabía que quería decir ataques precisos de apoplejía," dijo Michael. "Le pregunté al médico por qué nunca se había tomado la molestia de hablarlo conmigo, y me respondió, 'Hablé con tu madre varias veces sobre este tema. Ella me aseguró que tú estabas informado.' Stella, Mamá nunca me lo dijo. Ella siempre ha escondido las malas noticias."

En cuarenta y ocho horas, el azúcar de la sangre de Betty y su presión arterial estaban estabilizados. Su confusión y desorientación eran otra historia. "Están a punto de enviarla a casa," me dijo Michael, "pero ¿cómo puede Mamá irse a su casa? Ella ni siquiera sabe que no está ahí ahora."

Michael nunca había considerado la posibilidad de que su madre viviera en ningún otro lugar más que en su propio hogar. "¿Cómo puedo tomar estas decisiones por ella? Nunca me dijo que tenía problemas. ¿Cómo se supone que yo lo sabría?" Tensó su mentón en un intento de controlar sus emociones. La presión de ver a su madre en su frágil y dependiente condición, y la necesidad de convertirse en quien tomaría decisiones por ella, eran cargas abrumadoras. Michael no estaba preparado.

2. **Nos sentimos atrapados por nuevas responsabilidades.** Millones de los que hemos recorrido este camino nos hemos sentido atrapados. Muchos hemos pasado las dos últimas décadas cuidando a hijos que dependen de nosotros. Ahora nos encontramos que el cuidado de un padre dependiente es lo que nos aguarda en el futuro, tal vez por otra década o más. Esa no es la forma en que nos imaginábamos nuestra vida una vez que nos retiráramos del trabajo.

Mi propia transferencia de roles comenzó lentamente. Aunque cada semana se agregaba otra pequeña responsabilidad a mi rol de cuidadora de mis padres, nuestras vidas permanecían relativamente iguales. Una llamada telefónica cambió todo. "Stella, va a ser mejor que vengas a casa," me dijo mi madre. "Algo no está bien con tu padre."

Recientemente retirado de su trabajo a la edad de setenta y ocho años, mi padre era un oculista independiente y trabajaba seis días a la semana. Su trabajo le otorgaba la sensación de ser útil. Yo había bromeado, "Papá va a morir el día que deje de trabajar." Cuatro meses después de que Papá se retiró, las cosas cambiaron, pero no en la forma en que yo esperaba. Papá siguió siendo físicamente fuerte; era su cerebro el que estaba muriendo.

Cuando llegué, mi padre estaba sentado en el sillón, llorando, con una mirada de temor en sus ojos. Por primera vez lo vi viejo. "No sé por qué estoy llorando," dijo. "Estoy asustado. Tu madre no entiende, pero estoy asustado."

En ese momento mi rol de hija me fue arrebatado. Mis años de experiencia profesional no me habían preparado para esto. Mis emociones durante los próximos días fluctuaron entre la tristeza y el enojo, y el pánico y temor de estar atrapada.

Esto no está bien, pensaba, esto no le debería estar sucediendo a mi papá. La repentina fragilidad del hombre al que había adorado toda mi vida era apabullante. Yo lo debería haber sabido mejor; he visto a clérigos, psiquiatras y hasta incluso a especialistas en dar consuelo a gente que pierde a un ser querido, inmovilizados cuando la salud de sus padres se quiebra. En el momento en que había sido testigo de eso yo había pensado, ¿Cómo puede ser? ¡Estas personas son los expertos! Pero la educación y la experiencia no son atenuantes para este momento de cambio total en su vida. Es imposible comprenderlo hasta que le sucede.

3. **Tememos el enojo de nuestros padres.** Harvey, de noventa y tres años, había cumplido el rol de figura paterna controladora toda su vida. "Él exigía respeto," decía Sandy, "y lo conseguía." Como hija única, estaba aterrorizada de tomar decisiones por su padre. Pero Harvey, que administraba su propio campo, había empezado a cometer errores financieros. Después tuvo dos accidentes automovilísticos y olvidó pagar su seguro de salud, lo que llevó semanas resolver. Cuando Sandy le ofreció ayuda, su padre expresó claramente que no le confiaría ninguna responsabilidad a ella. Finalmente, Harvey comenzó a perder peso, dejó de responder el teléfono y creía que la gente se acercaba a él por su dinero. Manejar sus asuntos financieros seguía siendo importante para él, aunque ya no podía hacerlo responsablemente. Cuando Sandy vino a verme, sus emociones eran un caos, tratando de mantenerse en la delgada línea entre ofrecer ayuda y hacerse cargo. "Si no hago nada, las cosas empeorarán. Pero si toco el tema de sus finanzas, se enoja. ¿Qué hago?" me preguntó.

"Necesitas apoyo emocional, Sandy," respondí. "Un lugar para hablar de tus sentimientos. ¿Has pensado en la posibilidad de integrarte a un grupo de apoyo?"

"¿Cómo me ayudaría eso a manejarme con Papá?" preguntó.

"Los miembros de los grupos de apoyo han estado en situaciones similares a la tuya," dije. "Al compartir tu tensión y confusión con el grupo, encontrarás que no estás sola. Mucha gente no se siente cómoda compartiendo frustraciones y enojos con miembros de la familia o amigos por temor a ser juzgados. Pero en grupos de ayuda es más fácil."

Cuando vi a Sandy dos meses más tarde, se había integrado a un grupo de apoyo.

"Fue una buena experiencia saber que otros también estaban atravesando un momento difícil," me dijo. "Ya no me siento sola. Los miembros del grupo no solo han compartido aquello que han hecho bien, sino que también han sido lo suficientemente valientes como para compartir lo que han hecho mal. Nos damos consejos unos a otros y nos reímos de nuestras frustraciones. Ya no me siento tan culpable."

Dado que la condición de Harvey continuó empeorando, requirió asistencia las veinticuatro horas y Sandy comenzó a tomar decisiones por él. "Todavía se enoja conmigo," decía ella, "pero sé que estoy haciendo lo correcto. El grupo me ha enseñado a no personalizar su enojo. Me he convertido en una mejor cuidadora."

Afirmaciones usando "yo." Simone, una abogada de Florida, contrató a un director de cuidados geriátricos para que la ayudase con el cuidado de su madre de noventa años, Jane, que vivía en Los Ángeles. "Ella es la razón por la que me mudé a Florida," se reía Simone. "Mamá tiene una personalidad muy fuerte, y nunca he sido buena para tratar con ella." Jane había estado viviendo en la residencia de vivienda asistida Sunset Village hasta que se fracturó la cadera. Ahora, temporalmente en un hogar de ancianos, le disgustaba que le dijeran qué debía hacer y estaba poniéndose depresiva y aislándose. "Nunca saldré de aquí," le decía a su terapeuta físico. Para poder regresar a su amada Sunset Village, Jane tenía que ser capaz de usar un andador, pero por dos semanas se había negado a ver a su terapeuta físico, argumentando que estaba muy cansada.

"¿Piensas que mi madre regresará algún día a Sunset Village?" me preguntó Simone. "No podemos pagar los dos lugares indefinidamente. Pero si le digo que se está quedando sin dinero, no me prestará atención. Es muy testaruda."

"Simone," le dije, "cuando te diriges a tu madre usando oraciones con "tú," tu madre automáticamente se prepara para discutir. Prueba usar oraciones con "yo." Prueba decir, 'Mamá, estoy preocupada por tus finanzas. Mantener tu habitación en Sunset Village y pagar el hogar de ancianos está agotando tus ahorros. Me preocupa el hecho de que no puedas vivir donde tú eliges si tu dinero se acaba. Si no caminas en tres semanas, voy a tener que pedirte que me digas si deberíamos renunciar a tu habitación en Sunset Village.' Esto puede provocar que tu madre te responda como a una hija que necesita ayuda."

Puesto de este modo, Jane era quien debía tomar la decisión, y Simone ya no era quien dictaba las órdenes a su madre. Después de tres semanas y de muchas horas de terapia física, Jane puedo regresar a Sunset Village.

He visto en numerosos casos que las afirmaciones con "yo" tienen éxito. Los hijos adultos pueden ayudar a sus padres sin quitarles su autoridad. Los padres sienten que tienen más control a la hora de tomar decisiones. Aquí hay más ejemplos de afirmaciones "yo":

- Mamá, me preocupa que no hayas visto al médico por tu dificultad para respirar.

- Papá, si no me involucro en tu planes de salud, me temo que estaré sola para averiguarlos si alguna vez te enfermas.

- Papá, me siento inquieta por no estar al día en tus finanzas. No sabría cómo manejarlas si alguna vez tienes que quedarte en el hospital.

- Mamá, yo me sentiría muchísimo mejor si me permitieras hacer esto por ti.

- Papi, necesito que seamos socios en la decisión sobre tu salud y seguridad; no quiero adivinar qué es lo que te gustaría.

- Papá, me preocupa que algo te suceda si conduces.

4. **Puede suceder que no podamos recurrir a nuestros padres por consejo y aprobación.** Una exitosa autora de libros para chicos me dijo "Mi último libro ha sido elegido para un prestigioso premio. La historia está basada en la vida de mi madre, pero cuando le mostré el libro y le expresé mi emoción, no pudo darse cuenta de la importancia. Ella había sido siempre quien más ánimo me daba, alentándome a que fuera escritora, y me imagino que quería que ella se sintiera orgullosa de mí."

"En sus días como abogado especialista en bienes raíces, mi padre les daba valiosos consejos a cientos de personas," me dijo Ben, un profesor de antropología. "Cuandoquiera que necesitaba información sobre la compra o venta de propiedades, siempre recurría a él. Mi esposa y yo estamos en negociaciones para vender un complejo de apartamentos, y se está poniendo complicado. Me duele no poder hablar de estas cosas con él."

Cuando éramos niños, nuestros padres guiaban todas nuestras decisiones. Cuando maduramos, su consejo, bien recibido o no, nos daba una sensación de seguridad. Aunque puedan no ser la fuente sólida de consejo que solían ser, recuerda, todavía es muy significativo para ellos que les pidamos su opinión; se sienten valiosos. Aun en un estado de demencia, se sentirán necesitados y apreciados. Es una generosidad y cortesía no muy practicada.

5. **El envejecimiento de nuestros padres es un espejo del nuestro.**
   "He llegado a aceptar la proximidad de la muerte de mi padre," comenzó a decir Ken al sentarse en mi oficina. Dos semanas antes, su padre de ochenta y seis años había tenido un derrame cerebral. "Lo que me asusta es ver a Papá tendido en una cama de hospital; no puedo dejar de pensar que ese soy yo en treinta años."

Cuando cambian los roles entre usted y sus padres, usted empieza a identificarse con ellos y se enfrenta a su propia mortalidad. ¿Padecerá demencia como le sucedió a su madre? ¿Su esposo sufrirá múltiples derrames como le sucedió a su padre? ¿Perderá su vista debido a degeneración macular? ¿Necesitará su esposo una cirugía de corazón abierto? Esa mirada al futuro es una de las últimas lecciones que nuestros padres nos dan.

Temor del Padre de Edad Avanzada

"Mi esposo y yo necesitamos sentir que tenemos el control. Son nuestros cuerpos, nuestras vidas, nuestras mentes. ¿Por qué piensa nuestra hija que es hora de que ella tome el control por nosotros?"

—Amelia, de 78 años de edad

Para comprender los temores y las preocupaciones que sienten nuestros padres, fui a la fuente. Tal como una residente mayor lo expresó, "De modo que quieres la respuesta de fuente fidedigna. Bien, esta potranca no es lo que solía ser." Estos son los seis temores más grandes que los residentes han compartido conmigo.

1. Temor, no de la muerte en sí, sino del proceso de muerte.
2. Temor a la enfermedad y al dolor.
3. Temor a ser una carga, física o económica.
4. Temor a ser abandonado y a estar solo.
5. Temor a "perder la cabeza."
6. Temor a perder la independencia.
7. Temor a ser olvidado.

Claudette. A los ochenta y nueve años, Claudette es muy atractiva y sociable. "Mi mayor temor," dice, "solía ser morir antes que mi esposo; mis hijos nunca habrían sabido qué hacer con él. Ahora mi mayor temor es a una enfermedad grave—soy miedosa. Hasta ahora, exceptuando cuando tuve a mis chicos, solo he estado en el hospital por una operación de vesícula. Le dije a mi familia que yo no quiero estar conectada a nada—¡ningún tubo! Si soy realmente honesta, mi mayor temor no es a morir, porque eso sucederá de todos modos, no importa qué haga, sino a sobrevivir inútilmente, a ser una carga para mis hijos, tal vez hasta costarles dinero. Eso sería horrible."

Charlie. Charlie, de ochenta y siete años, es un individuo mordaz, ocasionalmente distante, que ha viajado y vivido en muchos países. Al principio, Charlie dijo que su mayor temor era seguir viviendo una vez que se hubiese terminado su dinero. Pero a medida que seguimos hablando, agregó, "Mi hija está criando tres hijos sola. Lo último que necesita es otra carga. Esa es la razón por la que me mudé a una residencia de vivienda asistida sin mucha resistencia. Ya tiene suficiente con lo que tiene." Cuando le pregunté si le temía a la muerte, me respondió, "No, pero sí tengo miedo a perder la cabeza." Cuando empezamos a hablar de demencia, Charlie dio por finalizada la conversación.

Beryl. Beryl es una mujer alta, elegante que era modelo; aún a los noventa y tres años, la ropa y la moda son extremadamente importantes para ella. Tiene un hijo, George, que contrató a una directora de cuidados geriátricos llamada Sally para que fuera un enlace entre él y Beryl. Sally visita a Beryl semanalmente para monitorear su bienestar y ocuparse en las necesidades personales que pudiera tener. Beryl compartió sus temores más íntimos conmigo. "Mi hijo, George, vive en Europa y viaja muchísimo. Probablemente me ama mucho, pero nunca está aquí. Realmente me asusta estar sola y morir sola. He tenido una vida activa, he viajado y estuve casada dos veces. ¿Sabías que también soy farmacéutica? He tenido muchos amigos pero he vivido más que todos ellos. Cuando muera, nadie sabrá quién fui. Eso me asusta. Estar sola no es bueno."

Comience un Diálogo

Nuestros padres han experimentado muchas pérdidas—la muerte de su esposo o esposa, hermanos y amigos—y después su propio deterioro físico. Solo podemos tener una vaga idea del temor y la incertidumbre que sienten. Cuando asuma nuevas responsabilidades y comparta las decisiones con sus padres, habrá algunas sacudidas en el camino. Tenga presente el difícil camino emocional que están transitando. Tan pronto como pueda, comience un diálogo con sus padres y comparta sus preocupaciones. Tal vez ellos no quieran su ayuda ahora, pero en cuanto su salud y habilidades declinen, la necesitarán. Hablar sobre esto por adelantado quitará la presión de la eventual transferencia y hará más tranquilo el proceso.

A medida que nuestros roles de cuidador cambian, descubriremos que nuestros padres necesitan guía, que se tomen decisiones por ellos, ayuda física, posiblemente apoyo económico y amor incondicional—y todo eso se lo daremos. Pero mientras hagamos tareas similares a la de la paternidad con ellos, y a medida que la vida les vaya quitando todo lo que tienen, nunca debemos quitarles el respeto y la honra que les debemos como padres. Podemos llegar a convertirnos en una guía, pero nunca en un padre sustituto.

"**S**oy yo nuevamente… Bob Sherman," dijo una voz vacilante en el teléfono. Bob había visitado nuestro hogar de ancianos dos veces, una vez para recorrer las instalaciones, y la segunda vez para pedir más información. "¿Podrías recibirnos a mi hermana Jen y a mí mañana?" me preguntó. "Estamos listos para arreglar la admisión de mi madre."

Puntualmente a las diez de la mañana, Bob llegó solo. Me recordó que Ann, su madre de ochenta y nueve años, había vivido sola los últimos veinte ocho años. Durante los dos últimos años, había requerido su ayuda más y más. De acuerdo a Bob, "Mamá y yo nos arreglábamos bien. Después, de repente, mi impredecible hermana, Jen, aparece y quiere hacerse cargo del cuidado de Mamá. Pero ella no ha participado en la vida de Mamá por años." Bob miró su reloj. "Son las diez y veinticinco—nunca llega a tiempo." Cuando Jen llegó minutos más tarde, la tensión entre los hermanos era palpable.

Era difícil encontrar un tema en el que estuviesen de acuerdo. Jen ni siquiera estaba convencida de que mudar a su madre fuese una buena idea.

"Se va a mudar, Jen," dijo Bob lacónicamente. "Necesita más cuidado del que te imaginas."

"Entonces quiero que ella vea su habitación antes de mudarse," respondió su hermana. "Ella nos debería ayudar a decidir qué muebles y cuadros quiere. La traeré mañana."

A la mañana siguiente, Jen y su mamá llegaron tal como estaba planeado. Mientras las dos recorrían la nueva habitación de Ann, Jen preguntó, "Mami, ¿qué tal un televisor?"

"Tu hermano tiene uno para mí," dijo Ann.

"Mami, ese es un televisor viejo. Te compraré uno nuevo. El color y el sonido serán mucho mejores. Has elegido demasiados cuadros, Mamá; tendremos que seleccionar algunos. Hay uno en la sala de estar de Bob, Mamá. Le diré que ese debe estar aquí, contigo."

"Desearía que ustedes dos se llevaran mejor," suspiró Ann. "Todo es una pelea. Me siento como un árbitro." Mirándome exasperada, sacudió su cabeza y dijo, "¡Hermanos!"

Los estudios muestran consistentemente que en la mayoría de las familias, un miembro es designado cuidador primario y será quien tome las decisiones. Cuando una familia comienza a cuidar a un padre que entra en años, tradicionalmente los roles empiezan a cambiar. Resurgen las rivalidades escondidas por muchos años. Los hermanos y hermanas que habían tenido una buena relación se encuentran enfrentados en cuestiones del cuidado de su padre o madre. He visto familias que se han, literalmente, destrozado en ese proceso.

Inicialmente, pueden tener lugar algunas disputas por el posicionamiento en la jerarquía familiar. Puede suceder que los hijos adultos se ofrezcan voluntariamente para las tareas de cuidado y que más tarde renuncien. Pero todos los miembros de la familia deben reconocer qué pueden y qué no pueden hacer. A la larga, uno de los hermanos se hace cargo. A veces la geografía es el factor decisivo. En raras ocasiones es el padre o la madre quien decide.

Si el hijo menor es el que se convierte en cuidador primario, el "bebé" es de repente el líder en la dinámica familiar, quien les dice a sus hermanos qué deben hacer. Este cambio puede alterar el orden familiar tradicional y causar considerable conmoción entre los otros hermanos. La familia entera debería intentar seguir siendo un equipo cuya tarea es la de ponerse de acuerdo y llevar adelante un plan que ofrezca cuidado de calidad a la vida del padre o madre que aún está vivo.

Sea Parte de la Solución, No del Problema

"Anoche mi hermana Lisa pasó por casa en el momento en que yo estaba corriendo hacia la noche del regreso a la escuela de mi hijo de cuarto grado," se lamentó Jennifer. "Tan pronto como Lisa vio lo que le había dado a Mamá para que comiese mientras miraba televisión, empezó a quejarse. '¿Cómo es posible que le des a Mami esta basura?' exclamó. 'Debería estar comiendo alimentos orgánicos.' Yo estaba apurada, cansada y sin ánimos para defenderme. Una vez a la semana, Lisa me visita para criticar el cuidado que le doy a Mamá, pero nunca se ofrece a hacer compras, a cocinar o a llevar a Mamá al doctor."

Los hermanos que no son los cuidadores primarios deben manejar su propio conjunto de emociones. Algunos se sienten desplazados. Otros están celosos por no ser el cuidador "especial." Incluso otros están seguros de que el cuidado que se les da a sus padres no es el adecuado, y se sienten cómodos dándole instrucciones al cuidador sobre qué hacer, pero evitan tomar alguna responsabilidad personal.

Que los comentarios de Lisa sean una crítica a Jennifer o solo manifiesten una necesidad de sentirse involucrada en el cuidado de su madre, no es el punto aquí. Lo que importa es que sus comentarios no contribuyeron al cuidado de su madre.

Si no es el cuidador primario, *no espere a que le pidan ayuda.* Por muchas razones, los cuidadores son a menudo renuentes a pedir ayuda. Si no está de acuerdo con la forma en que su hermano o hermana está cuidando a su madre o padre, decida si usted podría intervenir y hacerse cargo de la responsabilidad del cuidado. Si no tiene el tiempo o la habilidad para ofrecer ese cuidado, debe aceptar las capacidades de su hermano o hermana.

Lo que *Puede* Hacer Como Cuidador Secundario

Si es un cuidador secundario que no contribuye con cuidado físico, averigüe cuáles son los costos del cuidado que se le está dando a su padre o madre. Es superfluo decir que la ayuda económica es casi siempre necesaria y que ciertamente será apreciada. Si no puede contribuir con dinero, ofrezca un servicio tal como el lavado de ropa, limpieza de la casa, o el pago de los impuestos de sus padres. Reconozca y demuestre su aprecio al cuidador primario; la comunicación positiva entre los hermanos puede hacer más livianos esos días difíciles. Siempre asegúrese que el cuidador primario tenga días de descanso y vacaciones. Eso puede implicar que tenga que ofrecerse a tomar su lugar. Si la salud del cuidador primario falla, significará un caos para toda la familia. (Ver Capítulo 9, Agotamiento del cuidador.) Las tarjetas de agradecimiento y las llamadas telefónicas que demuestren agradecimiento significan mucho para un cuidador atareado. Si su familia ha contratado cuidadores de tiempo completo o de medio día, pequeños objetos de gratitud demostrarán que reconoce sus útiles esfuerzos también. Sea creativo. Y si está llegando desde fuera de la ciudad para ver a su padre o madre, recuerde que la situación está funcionando, o no se sentiría libre para "solo visitar."

Instrucciones Contradictorias para el Personal que Cuida la Salud

Marlin, una productor de cine enérgico, y Loretta, su hermana igualmente enérgica, estaban discutiendo cuando entré a mi oficina. "Mi hermano y yo estamos tratando de tomar decisiones sobre el cuidado médico de Mamá una vez que ingrese a tu establecimiento," comenzó a decir Loretta. Ella y Marlin me habían visitado la semana anterior respecto a su madre de ochenta y ocho años, Theora. Aunque Theora había estado viviendo sola en un condominio los últimos tres años, ambos hermanos estaban de acuerdo en que su madre ahora necesitaba más ayuda y supervisión. No obstante, sus opiniones en cuanto a cómo se podría llevar a cabo esto, diferían. Aun la fecha en que ingresaría era un tema de disputa.

"Mamá sufre de artritis reumatoidea," dijo Marlin. "Cuando ingrese, nos gustaría que el plantel de cuidadores le pidieran al médico una orden de rutina para medicación contra el dolor."

"No," objetó Loretta. "No quiero que Mamá esté 'drogada.' Esos medicamentos no son bueno para nadie."

"Pero quiero sacar a pasear a Mamá los domingos," dijo Marlin. "Si está dolorida, no querrá salir. Y las salidas familiares le hacen bien."

"Mamá no debería dejar esta residencia por al menos un mes," afirmó Loretta. "Necesitará tiempo para aclimatarse a su nuevo medio."

A pesar de que Marlin y Loretta se preocupaban por su madre, les daban al plantel de enfermeros indicaciones contradictorias sobre qué hacer y qué no. Convertir a un establecimiento en un campo de batalla para disputar sobre los temas no resueltos entre los hermanos puede poner en riesgo el cuidado de la salud de un paciente. Ya sea que haya dos hermanos o diez, es importante elegir *uno* para que actúe como portavoz de la familia. Los profesionales del cuidado de la salud necesitan entender las decisiones de la familia, y si reciben indicaciones contradictorias de distintos miembros de la familia, su cooperación puede disminuir.

No Se Trata de Usted. Se Trata de Su Padre o Su Madre.

"Mi hermana Claire y yo hemos tenido muy poca relación durante años," me confió Jaimie. "Antes de que Papá muriera hace diez años, él proveyó económicamente a Mamá, y yo la he cuidado desde entonces. En las últimas semanas, Mamá se ha caído tres veces, y lo cierto es que ya no es seguro que viva en la casa. Mamá y Papá nos nombraron a Claire y a mí correpresentantes con poder notarial para su salud y sus finanzas. Eso requiere que actuemos juntas. A pesar de que Claire y yo nunca estuvimos de acuerdo en muchos temas, tenemos que acordar en varias cosas para el cuidado de nuestra madre."

"Antes de tomar decisiones finales," le advertí a Jaimie, "tu hermana debería estar contigo. Déjame que te muestre nuestras instalaciones. Después vuelve a verme con Claire."

Una semana más tarde, Claire llegó primero. Habló dulcemente y se la veía cómoda intercambiando información conmigo. Cuando Jaimie llegó, sin embargo, Claire se puso tensa. Al principio, cada hermana se refería a la otra en tercera persona. A Claire le preocupaba gastar demasiado dinero en el cuidado de su madre, mientras que la filosofía de Jaimie era, "Es su dinero, gástalo." Claire creía en el cuidado conservador de la salud y quería que no se tomaran medidas heroicas. Más proactiva, Jaimie decía que ella aceptaría ciertos procedimientos médicos para su madre.

"Tú siempre quieres ser quien tome las decisiones," balbuceó Claire, "aunque yo sea la mayor."

"Si te hubieras ocupado más," le disparó Jaimie, " yo no habría tenido que tomar todas las decisiones."

En ese momento intervine. "La relación que existe entre ustedes no se podrá resolver aquí, hoy. El propósito de esta reunión es el cuidado de su madre—ella es la importante aquí. Ya que ambas se han hecho un tiempo para venir a verme, creo que a un cierto nivel las dos están preparadas para trabajar juntas."

De a poco, Jaimie y Claire comenzaron a comprender que su relación era secundaria respecto del bienestar de su madre. Mientras trabajaba con ellas en los temas de finanzas y cuidado de la salud, algunas decisiones se tomaron fácilmente, mientras que otras requirieron de flexibilidad y negociación entre las hermanas. Meses más tarde, Jaimie admitió ante mí, "Mi madre y mi padre sabían que mi hermana y yo éramos tan diferentes como el día y la noche, pero también sabían que podíamos trabajar juntas para cuidarlos si teníamos que hacerlo. Todavía tenemos nuestros altos y bajos, pero trabajar juntas como cuidadoras nos ha permitido acercarnos una a la otra."

El Cuidador Primario Puede Sentir Resentimiento

Si usted es un cuidador primario, prepárese para sentir resentimiento sin importar cuánto apoyo reciba de sus hermanos. Es normal que ocasionalmente desee que otros fueran responsables en lugar de usted. Cuando experimente este resentimiento, trate de dejarlo fluir. El resentimiento se convierte en un factor serio que afecta lo que hace y cuán efectivo es; agota su energía, lo inmoviliza, y le quita tiempo muy valioso. Necesitará conservar su energía y su fortaleza mental para las difíciles tareas que tiene por delante.

El Hermano o Hermana Solitario

"A mi hermano no le interesa ayudar."
"Mi hermana nunca tuvo una relación muy estrecha con nuestros padres."
"Mi hermano solo dijo, 'Dime cuándo es el funeral.'"

"Mi hermano envía dinero a su pesar," dijo Roseanne, "pero fuera de eso, no ayuda con Mamá para nada. ¡Me enojo tanto con él porque no ayuda cuando sé que podría! ¡No soy hija única!"

"Roseanne," le pregunté, "¿harías las cosas de forma diferente si fueras hija única?"

"Probablemente no. Pero no me sentiría tan resentida," respondió.

"Entonces piensa que eres hija única," le rogué. "Agradece a tu hermano y continúa con tu vida, porque el enojo solamente reduce tu energía y productividad. Deja que tu hermano encuentre su propio alivio/consuelo con el limitado apoyo que brinda."

Los cuidadores más cercanos toman decisiones de adultos y hacen elecciones difíciles para sus padres, experimentando la transferencia del rol padre-hijo a diario. Cómo experimentan los otros hermanos la transferencia del rol padre-hijo depende de cuán involucrados estén en el cuidado de sus padres. Por ejemplo, los hijos adultos que eligen tener una participación mínima o ninguna, nunca tienen que afrontar la realidad de ver en quién se ha convertido su padre o madre, o las reales necesidades de su padre o madre envejecido y probablemente con demencia. Esos hermanos se dan el lujo de permanecer siendo "hijos" hasta que sus padres mueren.

Un Plan para la Transferencia de Roles con Sus Hermanos

Un cuidado efectivo requiere de un plan. Se deben tomar decisiones relativas a las finanzas y al cuidado de la salud. Afortunadamente, una reunión familiar puede convertirse en un lugar apropiado para dar a conocer los sentimientos, para compartir preocupaciones y opiniones, y para observar cuidadosamente el estado real de sus padres. Si es afortunado y sus padres están todavía sanos, este es un buen momento para discutir y delinear un plan de cuidado. Aún si sus padres ya han experimentado una crisis médica que imponga el tema, una reunión puede dar prioridad a las nuevas preocupaciones de su familia respecto de la salud. Aquí encontrará un programa para una reunión familiar:

- Limiten la reunión a solo los hermanos y a los miembros claves de la familia que estarán involucrados activamente en el cuidado de su padre o madre. Traten que el número de personas sea reducido. Para aquéllos que no puedan estar presentes, organicen una llamada en conferencia o usen una sala de chat privada en la Internet. Si alguien elige no participar, no fuercen la situación.

- Mantengan la reunión inicial sin su padre o madre. De ese modo podrán discutir temas que podrían llegar a ser innecesariamente atemorizantes o intranquilizadores para él o ella. Encaren las preocupaciones de salud más apremiantes que su padre o madre enfrente actualmente. Si él o ella está lúcido y en condiciones de participar en la toma de decisiones apropiadas, invítenlo al próximo encuentro.

- Durante la reunión mantengan el foco de atención en el cuidado de su padre o madre. Pueden llegar a necesitar la participación de un trabajador social, un clérigo, o un gerente en cuidados geriátricos para que actúe como mediador.

- Vayan preparados para discutir temas de preocupación tales como las habilidades de su padre o madre para manejar o sus dificultades cognitivas. Permitan que cada miembro de la familia hable sin interrupción y sin que sea criticado.

- Prepárense para discutir las necesidades legales, financieras y de cuidado de la salud de su padre o madre.

- Designen a un cuidador primario que se convertirá en quien tome las decisiones de la familia. Discutan horarios y dividan las responsabilidades para darle apoyo al cuidador elegido. Si se necesita apoyo económico, decidan cómo se dividirá este apoyo entre los hermanos.

- Póngase de acuerdo para leer al menos un libro sobre el cuidado de padres mayores de modo que todos tengan una idea más realista de lo que implica ese cuidado.

- Eviten los malentendidos recordando que cada persona puede hablar solo de cómo se siente él o ella. He notado muchas veces que los hermanos a menudo desconocen la relación que uno y otro tienen con el padre o madre.

- No podrán acordar sobre todo en la reunión inicial. Dado que el plan continuará cambiando a medida que su padre o madre envejezca, elijan una fecha para encontrarse nuevamente. En la próxima reunión, reevalúen si su plan sigue siendo efectivo para las necesidades de su padre o madre.

Temas Difíciles

Finalmente, pueden aparecer temas incómodos que su familia tendrá que discutir, tales como la opción de No Resucitar (DNR por *Do Not Resuscitate*), si un hospicio sería una posibilidad, la prolongación de la vida con tubos de alimentación, y la discontinuación de las medidas heroicas. Es imperativo que sus padres designen a una persona responsable (a menudo el cuidador primario) para que tenga poder notarial sobre el cuidado de la salud. Si este instrumento legal no existe, y los hermanos no se ponen de acuerdo, el profesional de la salud seguirá las indicaciones del hermano más "heroico." Si cinco hijos eligen "Sin medidas heroicas, no resucitar" y uno elige "Sí, resucite a mi padre," la institución a cargo obedecerá las directivas más agresivas.

Los Hermanos que se Enriquecen con el Cuidado

La experiencia de cuidar a un padre o madre puede ser una fuente de salud para la familia. Los hermanos que descubren un vínculo más estrecho entre ellos durante este proceso son los que se comunican y tienen un plan.

Antes de que Morry trasladara a su hermana mayor, Bridget, a nuestra residencia, no podía hacer frente a las nerviosas y agitadas llamadas telefónicas de su otra hermana, Melanie. "Cada vez que ella llamaba, yo me moría de vergüenza," decía. Ahora, en cambio, Morry y Melanie están trabajando juntos como un equipo, cuidando a su hermana mayor en su enfermedad terminal. Al dividirse las responsabilidades, decidieron que Melanie se ocuparía de darle afecto y compañía, para lo cual era buena, y Morry haría los arreglos financieros, vaciaría la casa y cerraría los negocios de Bridget. En encuentros separados conmigo en mi oficina, Melanie quería saber, "¿Cómo lo está haciendo mi hermano?" Del mismo modo, Morry me preguntaba gentilmente, "¿Melanie está manejándose bien bajo esta presión?" Ellos lograron un plan para cuidar a Bridget que satisfacía bien las necesidades de ambos y combinaba sus fuerzas. Y por primera vez en sus vidas, Melanie y Morry tienen una relación más cercana.

Una División del Cuidado Desigual

Una mañana recibí una llamada de Nancy, la secretaria privada de un señor Thomas Thornton. Nancy me explicó que el señor Thornton y su esposa Carmen eran abogados que habían trabajado juntos hasta el año anterior cuando la salud de Carmen se había quebrado a la edad de setenta y siete años. Después de despedir a cuatro damas de compañía, las necesidades de Carmen eran más que las que su esposo podía satisfacer por lo que había optado por una residencia de vivienda asistida. "El señor Thornton desearía trasladar a Carmen con usted mañana," dijo Nancy. Cuando le expliqué que para mí era necesario conocer a la familia antes de poder admitir a Carmen, Nancy me respondió en forma nerviosa, "me pidió que hiciera todos los arreglos por él. No estoy segura de que pueda ir él mismo."

La tarde siguiente, Kristen, la menor de las hijas del señor Thornton vino a verme. "La agenda de mi padre es muy ajustada," dijo Kristen. "Tengo otros cuatro hermanos y hermanas, pero también son profesionales muy ocupados. Yo soy la única que, tal como ellos dicen, 'no trabaja.' Tengo cuatro chicos y un marido que trabaja mucho, pero me hago tiempo. Durante este último año, a medida que las necesidades de Mamá se iban incrementando, he tratado de ayudarla para que permaneciera en su casa—pero no puedo hacerlo sola, y todo el resto de la familia tiene otras responsabilidades. Traté de convencer a mi hermano mayor para que viniese conmigo hoy, pero todo lo que me dijo fue que yo sabía qué era lo mejor para Mamá.

"Yo sé qué es lo mejor para Mamá," continuó Kristen sin interrumpirse, "porque soy la única que hace algo por ella o trata de ayudarla." Kristen comenzó a llorar, "amo a mi familia, pero estoy tan enojada. No me gusta ser la única responsable por Mamá. Me hace sentir tan resentida. Lo único que deseo es que alguno de ellos me diga de vez en cuando, 'Déjame que te ayude.' "

Si las familias se unen, negocian y se preparan para las necesidades inevitables de sus padres que envejecen, la estructura familiar tiene buenas probabilidades de soportar las presiones que caen sobre ella en esta nueva etapa de la vida familiar. Lamentablemente, mi experiencia me demuestra que la situación de Kristen, en la que un miembro de la familia es quien asume totalmente el rol de cuidador por ausencia de los otros, es la más común.

Un Plan da Control y Seguridad

A medida que nuestros padres entran en los ochenta, los noventa y aun los cien años, antes o después, necesitarán ayuda con las actividades diarias. Entre los hermanos y los otros miembros de la familia, la buena comunicación es vital para llevar a cabo un plan de cuidado efectivo. Si un plan está listo para ser puesto en práctica cuando se lo necesite, esto permitirá a los miembros de la familia sentir que tienen el control y eliminará muchas de las incertidumbres del cuidado a largo plazo. Nunca es demasiado temprano para comenzar a comunicarse.

6 🍌 PROMESAS NO RAZONABLES/ PROMESAS RAZONABLES

*"Le prometí a mi madre que cuidaría a mi papá después
de que ella muriera."*
*"Nuestra familia siempre se ha cuidado a sí misma.
No puedo faltar a mi promesa."*
*"Mi papá me hizo prometerle que nunca lo pondría
en un hogar de ancianos, sucediera lo que
sucediera"*

Se nos enseña a honrar nuestros compromisos, pero ¿qué pasa si mantener una promesa implica mantener apartado a nuestro padre o madre de un cuidado médico profesional? ¿Qué sucede si significa un mayor riesgo de caídas o de mala administración de la medicación? ¿Qué pasa si eso implica poner en riesgo su propia salud física y mental? Éstos son todos resultados habituales del cuidado práctico, no profesional.

"Prométeme que Nunca me Pondrás en un Hogar de Ancianos"

"Es injusto," me dijo Lola al borde de las lágrimas, "para una hija tener que elegir un hogar de ancianos cuando su madre le ha pedido que nunca haga semejante cosa. Pero Mamá ha estado en el hospital dos veces el último mes, primero con neumonía y deshidratación; después se cayó y se golpeó su cabeza en el borde de la mesa y tuvo que ser llevada a una sala de emergencias donde le pusieron dieciséis puntos en su frente. Ahora, está de regreso en su casa, pero me llama cuatro o cinco veces durante la noche. Me estoy cansando y resintiendo. Estoy convencida de que necesita atención y cuidado físico." Lola bajó su voz y me confió, "La amenacé con un hogar de ancianos si es que realmente me necesita tan a menudo. No puedo creer que yo le haya hecho eso."

No obstante, el hecho de que Lola estuviera ahora sentada al otro lado de mi escritorio demostraba que estaba finalmente considerando el cuidado a largo plazo seriamente. "No es solo la promesa que le hice a mi madre,"continuó Lola. "Mi tía Mabel me está vigilando también. Dice que en la familia siempre se han cuidado entre sí. Stella, solo quiero hacer lo que sea correcto. Entre mi propia culpa y la presión de la familia y los amigos, me siento paralizada."

"Lola," le dije comprensivamente, "muchos de nosotros prometimos no poner nunca a nuestros padres en un hogar de ancianos. Con frecuencia, esta promesa es hecha en mejores tiempos, cuando nuestros padres no pueden ni siquiera imaginarse a sí mismos con una salud deteriorada y no podemos comprender las incapacidades propias de la vejez que tendrán que enfrentar. Tu promesa puede haber sido muy amorosa—pero a largo plazo—causará dolor y malos entendidos. Si tu madre hubiera sabido años atrás la angustia que te causaría hoy, no sé si si te hubiera pedido que me hicieras esa promesa."

"La llevaré a su casa una vez más," dijo Lola con vacilación, después agregó, "pero ella no puede seguir yendo para atrás y para adelante, entrando y saliendo de las salas de emergencia."

Seis semanas más tarde, recibí una llamada telefónica del planificador de altas del hospital. Ethel se había caído una vez más y se había fracturado el codo y la muñeca derecha. Con su brazo inmovilizado, requería ayuda para bañarse, vestirse, comer e ir al baño. Lola, contándole a su madre acerca de nuestra conversación, le sugirió a Ethel que se mudara a un hogar de ancianos solo hasta que su brazo estuviera en condiciones de ser usado otra vez.

Dos semanas después de la admisión de Ethel, Lola pasó a verme por mi oficina. "Stella," comenzó, "amo a mi mamá y me gustaría mucho más poder cuidarla en casa, pero estoy tan agradecida por el cuidado que recibe aquí. A pesar de que a algunos miembros de la familia no les gusta mi decisión, estoy durmiendo por la noche finalmente. Mi familia y mi jefe dicen que soy una persona más agradable ahora."

Como cuidadores, enfrentamos temas emocionales complejos que cada familia abordará de manera diferente. No hay un modo correcto o uno incorrecto. Cuidar a un padre o madre mayor con incapacidades es un verdadero esfuerzo amoroso. Considere, sin embargo, que puede llegar un momento en que la única solución segura sea el cuidado profesional a largo plazo.

Roberta y Helen

Roberta era la cuidadora primaria de su madre de ochenta y cuatro años, Helen. Roberta era una exitosa psicóloga, madre sola de tres niños, que estaba atravesando un divorcio y "tratando de hacer pie" para seguir a la altura de su exigente vida. En mi oficina, me explicó que aunque su madre estaba mentalmente lúcida, necesitaba ayuda para bañarse, vestirse e ir al baño. Hace dos años, a Helen le habían diagnosticado la enfermedad de Parkinson pero había decidido no aceptar el diagnóstico a pesar de que había sido confirmado por tres médicos. A medida que requería más y más cuidado, le dijo a Roberta, "¡No vayas a pensar que necesito estar en algún tipo de hogar para ancianos o nada de eso! Recuerda que me prometiste que podría estar en mi casa."

"No sé qué hacer," suspiró Roberta. "Mamá ya no puede cortar su propia comida y tiene dificultades hasta para llevarse una cuchara a la boca. Estábamos tan agradecidas a Rosa, una cuidadora de tiempo completo que estuvo con Mamá por nueve meses. Pero Rosa se fue a El Salvador de visita y hoy, cinco meses más tarde, aún no ha regresado." Un desfile de cuidadoras le siguieron. Dos de estas personas no podían atender las necesidades físicas de Helen. Una tercera parecía prometedora pero se fue después de tres semanas. Otra no era confiable, y la que actualmente cuida Helen tiene una personalidad desagradable."

Cuando una herida abierta de celulitis no tratada en la pierna de Helen se infectó, fue internada en el hospital con fiebre muy alta. Cuando regresó a casa cinco días más tarde, Helen le ordenó a Roberta que no considerara la idea de un hogar para ancianos. Pero a la semana siguiente, Helen estaba nuevamente en el hospital, esta vez con una infección urinaria. En este punto Roberta se encontró frente a un dilema. En vista de las necesidades médicas y de salud de Helen, el planificador de altas del hospital recomendó cuidados a largo plazo. Disponiendo de veinticuatro horas para encontrar una residencia, Roberta se sentó en mi oficina llorando.

"Ahora ¿qué hago?" me preguntó. "¿Rompo mi promesa o hago lo que el hospital recomienda?"

"Roberta," le dije, "no hay libros que te digan cuándo es el momento de dejar el cuidado de tu madre a otros. Pero ni siquiera una cuidadora de veinticuatro horas en la casa puede ofrecerle a tu madre el cuidado que necesita. Hiciste una promesa que no puedes cumplir."

"Sí, me he dado cuenta de eso hace algún tiempo," respondió Roberta. "Mamá debería haber recibido más cuidados todo este tiempo."

"Roberta," continué, "instalarla en un hogar de ancianos no significa abandonarla. Es un cambio, pero todavía eres la hija de tu madre, su principal protectora, su compañera y apoyo. Mucho tiempo atrás hiciste una promesa a tu madre sin saber de qué se trataba realmente. En realidad, estabas prometiendo hacer lo mejor que pudieras. Ahora debes asegurarle a tu madre que siempre estarás allí para ella."

Helen ingresó a nuestra residencia al día siguiente. Deseando hacerla sentir querida e importante, Roberta trajo a los nietos para que la visitasen. Al principio Helen apenas le hablaba a su hija, pero poco a poco comenzó a esperar con ansias sus visitas diarias. Dos meses más tarde, Roberta me envió un mensaje electrónico: "A Mamá se le está pasando el enojo. ¡Ahora lo que le preocupa es que yo estoy pasando a verla demasiado a menudo! La 'promesa' ya no está pendiente más sobre mi cabeza."

Las promesas hechas años atrás lo ciegan a la realidad de las necesidades presentes y pueden inmovilizarlo en el momento en que lo más importante es tomar decisiones apropiadas. Tener que elegir un hogar de ancianos con un aviso de veinticuatro horas puede destrozar los nervios; es casi imposible tomar una buena decisión. Piense por adelantado. Prepárese para lo que puede suceder. Aun cuando tenga que mantener sus averiguaciones en secreto por ahora, investigue sobre opciones disponibles. La planificación por adelantado le posibilita tener más control de la situación y mejores opciones. Estabiliza una crisis en los momentos cruciales.

Cuando se le pida que haga una promesa que no está seguro de poder cumplir, pregúntese ¿QUÉ SUCEDERÍA SI...

... su padre o madre tiene un derrame cerebral o una fractura y no puede caminar más sin ayuda?

... su padre o madre comienza a sufrir de demencia y comienza a deambular sin sentido?

... su padre o madre no puede controlar esfínteres?

... no puede encontrar o conservar cuidadores de calidad?

... su padre o madre no acepta cuidadores en la casa?

... usted se enferma y no puede darle el apoyo que su padre o madre necesita?

PROMESAS RAZONABLES

Nadie planea poner a un padre en un hogar de ancianos. El padre no lo desea, y tampoco lo desea el hijo adulto. Pero la realidad es que una mayoría de los ancianos no vivirá hasta el final de su vida en su casa. ¿Qué promesas le puede hacer a un padre o una madre que ha categóricamente afirmado que nunca dejará su casa? Póngase en el lugar de ellos. ¿Cómo le gustaría que lo apoyaran y le hablaran? Aquí tiene algunas promesas razonables que puede hacer con seguridad a su padre o madre para darle prueba de su compromiso y amor:

"Nunca te abandonaré. Si alguna vez necesitas cuidado a largo plazo, estaré allí para cuidarte. Hasta el límite de mis posibilidades, me aseguraré de que tengas confort y cuidado, y juntos, encontraremos soluciones que funcionen bien. Siempre te defenderé."

"Si entras a un hogar de ancianos, significará que estás recibiendo el tipo de cuidado médico que yo ya no puedo darte, pero estaré allí para supervisarlo. Seguiré siendo tu hija. Seguirás siendo mi madre. Y haremos que la residencia sea parte de nuestra familia."

"Por el resto de tu vida, tu felicidad y seguridad serán una prioridad para mí. Teniendo en mente tu bienestar, tomaré las decisiones más responsables que pueda por ti. Nunca te pondré en una situación de riesgo. Ni permitiré que tú te pongas en una situación de peligro."

Las promesas razonables son más difíciles de hacer que las no razonables, y son aún más duras de discutir. Es más fácil hacer una promesa no razonable: "No te preocupes, nunca te pondré en una hogar de ancianos." La conversación se termina; todos se sienten mejor. Por el contrario, las promesas razonables, aunque son difíciles de hacer, pueden reforzar el sentimiento de seguridad de su padre o madre y responder a su necesidad de permanecer en la familia. Aunque él o ella pueden no sentirse felices inicialmente, las promesas razonables le reasegurarán su continuo compromiso con su vida, y su compromiso a largo plazo con su bienestar.

He oído esto miles de veces. Como respuesta, pregunto gentilmente, "¿Tu madre puede contar lo que sucedió ayer? ¿Puede recordar lo que comió en el desayuno?" La respuesta es a menudo no. Mientras charlamos sobre las habilidades cognitivas que su madre ha perdido, un miembro de la familia rápidamente dirá, "Bien, Stella, *mi madre no tiene la enfermedad de Alzheimer, pero…* su memoria le está fallando un poquito."

Mientras que la mayoría de la gente piensa en la demencia como una pérdida de memoria, son los cambios de conducta los que traen a la gente a mi oficina. En realidad, la enfermedad de Alzheimer ha sido descrita como el lento y progresivo *deterioro de las conductas.* Hay una gran variedad de conductas exhibidas por los pacientes con demencia, que incluyen la distracción fácil o el quedarse atascado en la repetición de una misma palabra o acción. Además, puedes llegar a percibir inquietud, ansiedad, depresión, pérdida de la inhibición, insomnio, apatía, delirios, alucinaciones y paranoia, tanto como agresividad física y verbal. Estas conductas pueden ocurrir en cualquier estadio de la demencia y a menudo desaparecen a medida que la enfermedad progresa y nuevos síntomas las reemplazan.

La palabra "demencia" se ha convertido en un término paraguas para una variedad de incapacidades cognitivas. La enfermedad de Alzheimer es la forma más común de demencia, seguida por la demencia vascular de múltiples infartos. Otros tipos importantes que están siendo investigados son la demencia frontotemporal, la demencia de Lewy Body, o la demencia asociada con la enfermedad de Parkinson.

Epidemia del Siglo Veintiuno

Considerada como potencial epidemia del siglo veintiuno, la enfermedad de Alzheimer es una bomba de tiempo para la salud pública. Actualmente, la enfermedad de Alzheimer ha inmovilizado a 4.5 millones de estadounidenses y ha cambiado la vida de innumerables cónyugues, hijos y amigos. Hoy la edad media para el diagnóstico es ochenta y a la edad de ochenta y cinco, el 45 por ciento de los ancianos sufrirán de algún tipo de demencia. La edad, parece, es el único gran riesgo para la enfermedad de Alzheimer.

Aunque la enfermedad de Alzheimer ha sido conocida por más de treinta años, existe todavía una falta de comprensión por parte de la comunidad prestadora de tratamientos clínicos. Mientras que los médicos geriátricos son entrenados para el diagnóstico y el cuidado de pacientes con la enfermedad de Alzheimer, muchos prestadores de salud primarios que ya han estado en práctica por muchos años, no han recibido entrenamiento formal.

Habiendo experimentado personalmente el sufrimiento de que mis dos padres sufrieran de Alzheimer, puedo comprender a las familias a las que veo luchar con esta enfermedad progresiva y destructora. El diagnóstico de mis dos padres me hicieron sentir vulnerable, y a veces me sorprendo a mí misma pensando, ¿La sufriré yo también? Si yo me siento de este modo, ¿cómo se están sintiendo otras familias? A medida que el diagnóstico se hace más preciso y la medicación más efectiva, dos cosas, sin embargo, no cambian: el deterioro cognitivo y físico del paciente, y la responsabilidad emocionalmente devastadora y físicamente agotadora del cuidador directo.

Patricia se hundió en la silla de mi oficina, exhausta por la búsqueda de un establecimiento para su esposo, Tom. Durante seis años, Patricia había cuidado a su esposo sola. Ahora en el hospital, él se estaba recuperando de una caída, y sus doctores le habían dicho a Patricia que él ya no podía regresar a su casa. Asustada y ansiosa, Patricia interrumpió su historia para decir, "mi esposo no tiene Alzheimer—solo tiene demencia; tú sabes, son dos cosas totalmente diferentes."

Lo que Patricia no sabía era que fuera cual fuera el diagnóstico de su esposo, no habría diferencia en el camino que estaba a punto de iniciar.

¿Es Realmente la Enfermedad de Alzheimer?

La enfermedad de Alzheimer es un deterioro del cerebro, progresivo e irreversible, en el que el metabolismo y la química de las células nerviosas, fallan. Dicho en forma sencilla, las células del cerebro mueren. Usando las pruebas neurológicas y de laboratorio más actualizadas, un médico con experiencia en la demencia puede casi siempre hacer un diagnóstico preciso antes de que se produzca la muerte.

La memoria dañada no siempre se debe a la irreversible demencia. Otras posibles causas, potencialmente reversibles, a las que el médico de su padre o madre deberían prestar atención, son hipertensión, enfermedad de la tiroides, diabetes, infecciones urinarias, alcoholismo y depresión. Un chequeo típico incluirá un análisis urinario para descartar la posibilidad de infección y un análisis de sangre para descartar causas de la desorientación curables o tratables. Una tomografía computada (CT o CAT por *computed tomography*) puede ayudar a descartar bloqueos o coágulos sanguíneos. Una prueba de resonancia magnética (MRI por *magnetic resonance imaging*), que logra un análisis más detallado, puede ayudar a descartar derrames o tumores cerebrales. Una prueba por imágenes más reciente, llamada tomografía computada por emisión de un solo fotón (SPECT por *single-photon emission computed tomography*), puede optimizar la precisión del diagnóstico de la enfermedad de Alzheimer hasta casi el 100 por ciento por la medición del flujo de sangre en ciertas áreas del cerebro.

Frecuentemente se piden pruebas psicológicas para identificar patrones que sirvan de pistas para determinar la naturaleza de la dolencia subyacente. Por ejemplo, el Mini examen de condición mental mide la habilidad para realizar tareas simples. Involucra números, la comunicación, memoria de información nueva y reciente, y la habilidad de procesar pensamiento abstracto. A su padre o madre se le pedirá que diga el año, el mes, la estación del año y el nombre del presidente. Se le pedirá que deletree una palabra, y después que la deletree hacia atrás. La prueba tomará unos pocos minutos, y es sencilla de evaluar.

Dado que la depresión clínica no implica deterioro cognitivo, la gente con depresión obtiene un puntaje más alto en el Mini examen de condición mental que aquellos que padecen demencia. A menudo llamado pseudo demencia, la depresión puede parecerse a la demencia al provocar desórdenes del sueño, pérdida o aumento de peso, deterioro de la memoria, confusión y falta de concentración.

Mi Padre y el Mini Examen de Condición Mental

Cuando mi padre estaba en la segunda etapa dos de la enfermedad de Alzheimer, había estado alucinando y dos veces había dejado la casa para deambular sin rumbo. Su psiquiatra geriátrico recomendó que fuera internado en una unidad psiquiátrica para ancianos. En ese momento yo no estaba manejándome bien con la demencia de mi padre. No me importaba la enfermedad, no me importaba su conducta, y no me importaban las recomendaciones del médico. Yo tenía una fuerte negación. ¿Cómo le podía estar sucediendo esto a mi papá? "Si quiere ver a una persona loca," le decía dramáticamente al doctor, "ponga a mi padre en la unidad psiquiátrica para ancianos, y verá a una persona loca sin duda." Mi padre había estado en el hospital solo una vez y eso había sido cincuenta años atrás. La mirada de temor en su rostro mientras el médico lo interrogaba en su consultorio, me preocupó. Me atemorizaba la reacción que pudiera tener cuando fuera internado en el hospital y dejado allí a pasar la noche. Aunque sabía que su conducta estaba fuera de control, la idea de Papá asustado y solo, era prácticamente más que lo que yo podía soportar. Con la ayuda y apoyo de mi hermano Anthony, y la guía del doctor, internamos a mi padre en una unidad psiquiátrica para ancianos esa misma tarde.

El médico que hizo su admisión le administró el Mini examen de condición mental. "Raúl," le preguntó, "¿puedes decirme el nombre del presidente actual?"

"Sé que no me gusta," respondió mi papá.

"¿Puedes contar hacia atrás desde el diez al cero?"

"¿En español o en inglés?" respondió con un brillo en sus ojos. Mi padre era bilingüe.

"Raúl, ¿te graduaste de la secundaria?"

"Sí."

"¿Cuál era el nombre de la secundaria?" Podía ver a mi padre tratando desesperadamente de encontrar la respuesta correcta. Quería ayudarlo. *'Bowie High, Papi,'* pensaba y deseaba que mi padre lo pudiera oír.

"El nombre," dijo Papá, "era Escuela de la vida." La única pregunta que Papá había respondido correctamente era que se había graduado de la secundaria. Aún así, ya bien dentro de la segunda etapa de la enfermedad de Alzheimer, era capaz de dar respuestas significativas, inteligentes y divertidas.

Toda la noche me preocupé por él. A las ocho y media la mañana siguiente, Papá no estaba muy feliz. "Stella, no necesito estar aquí. ¡Llévame a casa!" me pidió, usando su tono de "Yo-Soy-Tu- Padre, Haz-Lo-Que-Te-Digo"

Resistiendo, le pregunté, "¿Cómo dormiste, Papi?"

"¿Cómo se puede dormir aquí?" rugió. "Los chinos estuvieron cortando algo, cocinando y de fiesta toda la noche. Me parece que tu madre estaba con ellos. No sé por qué hace esas cosas."

Entonces me di cuenta de que Papá estaba donde tenía que estar. Permaneció en la unidad siete días. Durante los dos últimos días, las drogas psicotrópicas adecuadas habían hecho efecto, y ya no estaba enojado o ansioso. Para mi sorpresa y deleite, al quinto día lo encontré socializando con los otros pacientes. Tomándome de la mano, me presentó con orgullo a los otros residentes del piso como si fueran pacientes que habían venido a consultarlo como especialista oftalmólogo. En su mente, él estaba ocupado trabajando; mentalmente se había deslizado hacia el seguro mundo de su antigua profesión.

Con sus demonios controlados, mi papá pudo regresar a casa. Su calidad de vida mejoró y también la nuestra. La unidad psiquiátrica para ancianos fue la elección correcta para mi padre en ese momento.

"Su Madre Tiene Ochenta y Cinco Años. ¿Qué Espera de Ella?"

Tenga cuidado del médico que le hace esa pregunta. Las familias interpretan que esto quiere decir que no hay nada que se pueda hacer. Por lo tanto, el padre o la madre sigue sin que se le haga un diagnóstico y no recibe el cuidado adecuado. Sin embargo, es crucial hacer un diagnóstico temprano de la demencia. A pesar de que la enfermedad de Alzheimer no es curable en la actualidad, hay medicación que ayuda a controlar los síntomas, mejorar el funcionamiento, y prolongar el tiempo en que la persona puede ser independiente. Este tiempo extra le da a la familia la oportunidad de planear el futuro y organizar un sistema de apoyo.

El Diagnóstico Temprano Frecuentemente se Demora

La investigación sugiere que la demora promedio en el diagnóstico de la enfermedad de Alzheimer es de dos años. Raramente el paciente busca atención médica por sus propios síntomas. Típicamente, cuando los problemas de conducta ya no pueden ser negados, la familia decide la visita al médico. La razón usual es la pérdida de la memoria. El internista de su padre puede recomendar que se consulte a un psiquiatra o a un neurólogo. Si tiene la posibilidad de elegir, yo recomendaría un psiquiatra geriátrico, ya que ellos tratan más la conducta, y la demencia es una enfermedad de conductas.

Buscar un patrón

¿Cuándo se da cuenta? ¿Qué conductas ameritan una evaluación más seria? Es sorprendentemente fácil disimular los problemas relativos a la demencia. La enfermedad se manifiesta en patrones, es decir, en conductas repetidas que no son parte históricamente de la personalidad. Si su madre ha extraviado sus anteojos desde que tenía cuarenta y cinco, esta no es una conducta sobre la cual preocuparse. De cualquier modo, una nueva conducta, inusual en ella, puede merecer preocupación.

A continuación encontrará algunos patrones tempranos comunes de la enfermedad de Alzheimer y de otros desórdenes por demencia (a los que llamamos señales de alarma en el Capítulo 2):

- Pérdida de la memoria a corto plazo; dificultad para retener información nueva
- Pérdida o extravío de objetos
- Tareas de la casa que se descuidan
- Higiene personal escasa
- Apariencia descuidada
- Juicio vacilante, decisiones inseguras
- Repeticiones evidentes en la conversación
- Accidentes automovilísticos menores
- Ligera disminución en las habilidades del lenguaje
- Comida en mal estado en la refrigeradora o refrigeradora vacía
- Reducción del interés en los pasatiempos anteriores, tales como leer, tejer o salidas sociales
- Un interés disminuido en los amigos o la familia

Mientras que los síntomas se están desarrollando, su padre o madre probablemente permanecerá lúcido y sociable. No se sorprenda si él o ella categóricamente niega los síntomas mencionados antes. Pero si él o ella tienen patrones que lo impactan como fuera de lo común, es hora de una evaluación cognitiva para descartar que se trate de medicación inapropiada, depresión, desequilibrio de la tiroides u otra dolencia que se asemeje a la demencia.

Volverse el Protector de Su Padre o Madre

A medida que el tiempo pasa, su padre o madre requerirán que sea una parte integral del equipo de cuidado de la salud; lo que usted aporte en el consultorio del médico se volverá crucial. Recuerde que la generación de sus padres aprendió a ignorar las dolencias menores. Cuando se les pregunta cómo se sienten, tienen el mal hábito de responder, "Estoy bien, doctor." De modo que cuánto más claramente puedas expresar los síntomas y conductas de su padre o madre, tanto más ayudará al médico. Dado que decidir que se trata de demencia es difícil en los estadios iniciales, los detalles son valiosos. Trate de establecer con precisión cuándo notó los primeros cambios.

Los problemas de conducta son incómodos de comentar al médico cuando su padre o madre está presente, dado que esas conductas que lo preocupan pueden llegar a ser exactamente las conductas que su padre o madre negará. Si es posible, llame al médico antes de la cita para comunicarle las razones de la visita o haga una cita y vea al doctor sin su padre o madre. Un médico serio apreciará las observaciones que pueda hacerle.

8 🪶 LAS TRES ETAPAS DE LA DEMENCIA

Algunos profesionales de la salud han considerado que la demencia tiene tantas como diez etapas. Personalmente, pienso que la división en tres etapas es más práctica y fácil de comprender para los cuidadores. Aunque cada etapa tiene síntomas y dificultades que se superponen hasta cierto punto, he notado sistemáticamente lo siguiente:

> *La Etapa Uno es la más difícil para el paciente mismo.*
> *La Etapa Dos es la más difícil para el cuidador.*
> *La Etapa Tres es la más difícil para aquel que debe*
> *tomar las decisiones.*

No hay un caso "típico" de demencia; todos la sufren a su propio modo. Uno puede deambular, otro no; los síntomas de la Etapa Uno pueden aparecer durante la Etapa Dos, y viceversa. Las siguientes son listas cortas de conductas comunes que marcan las tres etapas de la enfermedad de Alzheimer y demencias relacionadas. Si bien leer estas listas puede ser desgarrador, es importante que la familia y el cuidador sepan qué esperar en los años venideros y estén preparados con un plan para todos los "¿qué sucedería si…?"

Etapa Uno: Duración de dos a cuatro años desde el comienzo de los síntomas.

El sello distintivo de la demencia temprana es la persistente pérdida de la memoria de corto plazo.

El paciente puede ser capaz de enmascarar las fallas de la memoria.

Su padre o madre está todavía generalmente lúcido y es sociable, aunque él o ella puede notar que "algo" no está bien.

Tendrá falta de concentración y dificultad para retener nueva información.

Puede olvidar citas y nombres.

Puede guardar cosas en lugares incorrectos o dejar la estufa encendida.

Puede olvidarse de pagar una cuenta o pagarla dos veces; puede ser víctima de engaños con su dinero.

Puede empezar a renunciar a sus actividades favoritas.

Puede llegar a perderse mientras está manejando.

Comenzará a repetir historias o preguntas.

Puede tener problemas para nombrar objetos comunes.

Puede mostrarse de mal humor o ligeramente hostil.

Su higiene personal puede deteriorarse.

Puede rehusarse a aceptar ayuda en la casa.

Puede tener dificultades para calcular números o encontrar palabras específicas.

Puede llegar a decidir que no necesita medicación.

Puede estar ansioso sin motivo aparente.

Puede contrariarse o deprimirse fácilmente, a menudo frente a los cambios que se produzcan.

Puede mostrar enojo cuando se lo confronta con alguno de los puntos mencionados más arriba.

Etapa Dos: Duración de dos a diez años—la etapa más larga.

Su padre o madre experimentará una creciente pérdida de memoria y una capacidad de atención más breve.

Dispondrá de un juicio crecientemente vacilante.

Repetirá historias y preguntas en un lapso de tiempo breve.

Los pequeños golpes en su automóvil crecerán hasta ser accidentes más serios.

Su apariencia puede ser marcadamente descuidada.

Puede llegar a perderse en lugares familiares para él.

Puede tener dificultades para seguir más de una indicación al mismo tiempo.

Su coordinación, cada vez más pobre, lo pondrá en riesgo de caídas y accidentes.

Su apetito puede disminuir.

Requerirá ayuda para bañarse, vestirse y posiblemente para comer.

Puede tener un miedo o desconfianza creciente de otros; puede llegar a acusar a su esposo o esposa de infidelidad.

Puede comenzar a deambular sin rumbo o dar vueltas.

Puede perder objetos y asegurar que fueron robados.

Puede ver u oír cosas que no están allí.

Puede volverse renuente a cooperar, hostil o agresivo.

Su sueño puede trastornarse; puede llegar a dormir siestas a horas inapropiadas y andar errante a la noche.

Puede llegar a repetir acciones sin sentido con mayor frecuencia.

Puede llegar a no reconocer amigos o familiares que no ve regularmente.

Puede comenzar a experimentar incontinencia urinaria.

Puede empezar a pasar más tiempo en la cama.

Puede ponerse muy inquieto por la tarde o noche.

A medida que la demencia progresa, la memoria a largo plazo empezará a fallar.

Etapa Tres: Duración de uno a tres años. Dependencia total

Finalmente sufrirá de desorientación total respecto al tiempo y el lugar.

Puede llegar a no reconocer a parientes y amigos (o posiblemente a sí mismo en el espejo).

Necesitará cuidado físico total las veinticuatro horas del día.

Puede llegar a perder peso aun comiendo bien.

Puede llegar a tener dificultades para tragar o ser incapaz de tragar.

Puede necesitar que se le alimente o dejar de comer.

Será totalmente incontinente.

Será incapaz de salir de la cama o de levantarse de una silla sin ayuda.

Dejará de comunicarse, pronunciando frases inconexas o dejando de hablar completamente.

Al final de la Etapa Tres, estará postrado en la cama y dormido la mayor parte del tiempo.

Será susceptible a sufrir malnutrición, infecciones y neumonía.

A esta altura, las difíciles decisiones del último momento de vida tendrán que haber sido tomadas ya sea por el cónyuge, un representante con poder notarial duradero (ver Capítulo 24) o el mutuo acuerdo de los hijos del paciente. Por ejemplo:

- ¿Se firmará un pedido de No Resucitar (DNR por *Do Not Resuscitate*)?
- ¿Se usarán antibióticos para todas las infecciones o solo para aquéllas que causen dolor?

- Cuando su padre o madre tengan dificultad para tragar, ¿se usará una sonda para alimentarlos? ¿Una intravenosa para su hidratación?
- ¿Cuándo no es aconsejable para su bienestar volver a internar a su padre o madre en el hospital? (Ver Capítulo 22, Tiempo para pensar en el viaje final.)
- ¿Es el hospicio apropiado?

Finalmente mortal, la enfermedad de Alzheimer y las demencias vinculadas a ella pueden durar desde cinco a diecisiete años. Considerando el amplio espectro de síntomas, no es sorprendente que los cuidadores se sientan abrumados. Un plan estándar no funcionará con esta enfermedad; debe permanecer en una actitud flexible e ir cambiando a medida que las necesidades de su padre o madre varíen.

¿Cuánto debería decirle a su padre o madre? Camille, de cien años, se encontraba bien dentro de la etapa dos de demencia. Todavía tenía buenas habilidades sociales, pero a menudo no podía recordar lo que había sucedido cinco minutos atrás ya que su memoria venía y se iba. Su hija de ochenta años, Sandy, había sufrido un derrame cerebral y no quería que se le dijese la verdad a su madre. De cualquier modo, el sobrino de Camille, psiquiatra, sintió que lo correcto era contarle lo sucedido a su hija. Al oír la noticia, Camille lloró toda la tarde y toda la noche, no comió la cena ni el desayuno. A la mañana siguiente, estaba demasiado débil como para dejar la cama. Para sorpresa de todos, para el mediodía, Camille había olvidado todo acerca del derrame de Sandy. Pero después, a la tarde, lo recordó nuevamente, y por el resto del día lloró tanto que el médico recetó medicación contra la ansiedad. Cada vez que recordaba lo sucedido, Camille sufría como si hubiese oído la información por primera vez.

¿Debería decirle a su madre o padre que tiene la enfermedad de Alzheimer? La literatura médica actual apoya la creencia de que todas las personas tienen el derecho a saber su diagnóstico. Si su padre o madre está en una temprana etapa uno de la enfermedad de Alzheimer, sin duda debería ser informado. Asegúrele que no se está "volviendo loco o loca," que puede participar en elecciones futuras repasando su testamento, su poder notarial y sus indicaciones para el futuro. Además, le puede informar que hay medicación disponible y programas de investigación en los que puede participar. Al compartir con la familia cómo desea ser tratado o tratada y cuáles son sus preferencias en cuanto a los temas del final de la vida, tendrá más control sobre su vida actual y su vida futura. Aún más, puede explicarle por qué conducir un auto o cocinar sería peligroso. Para el resto de la familia, la discusión abierta permite un mejor entendimiento de los cambios que están aconteciendo y puede impedir la negación, la culpa o el enojo desubicado.

De cualquier modo, suponga que su padre o madre está en un punto en el que la memoria a corto plazo fluctúa. Creo que cargar a su padre o madre con la noticia de que tiene la enfermedad de Alzheimer cuando ha perdido la habilidad de procesar información, no tiene sentido. En realidad, darle a su padre o madre noticias tristes de cualquier tipo en este estadio, puede condenarlo a un doloroso limbo. De modo que antes de que comparta este tipo de información con él o ella, piense: ¿Se beneficiará con ese conocimiento? ¿O solamente se lo está diciendo porque considera que es lo correcto? A veces tenemos la responsabilidad de decirles a nuestros padres; a veces tenemos la responsabilidad de guardar silencio.

"**S**i no hago algo pronto, me temo que lastimaré a Mamá," sollozó Janice. Durante siete años, había cuidado de su madre de noventa y un años en su casa. "A veces es exasperante," continuó Janice. "Cuando necesita que le cambie su pañal, grita y trata de pegarme. Si otra persona tuviera que cuidarla, le devolvería el golpe. Para empeorar las cosas, mi esposo está en una silla de ruedas debido a un accidente en el trabajo, y en este momento tengo que hacer todo por él también. Nunca le gustó la forma en que mi mamá me trata, pero ahora quiere que ya no viva en casa, y no lo puedo culpar. Constantemente me recuerda que la cuido a cambio de nada y lo único que obtengo es su abuso. Anoche fue lo peor. Realmente me descontrolé y empecé a gritarle. Si Dios no me hubiera contenido, le hubiera devuelto los golpes y no sé si hubiera podido parar."

Podía sentir la lucha emocional que tenía dentro de ella. "Janice," le advertí, "estás gastando una tremenda energía física y mental, sin descanso ni reconocimiento. Eres un ejemplo típico del agotamiento del cuidador."

Aunque el agotamiento del cuidador ha existido indudablemente por milenios, no fue definido en la literatura médica sino hasta hace muy poco tiempo. Tal vez no sea sorprendente que los cuidadores primarios sean tan susceptibles a la depresión y la enfermedad como lo son los padres o esposos a quienes cuidan.

Las edades de los cuidadores van desde los treinta a los noventa; pueden ser solteros, casados, divorciados o viudos. Mientras he visto nietas responsables y amigos confiables que se han convertido en cuidadores, lo más común son las esposas, hijas o nueras, en ese orden. Dado que las expectativas de vida crecen cada año, las esposas cuidadoras generalmente tienen entre ochenta y noventa años. Cuando uno de los dos padres muere, las mujeres tradicionalmente ofrecen el cuidado informal necesario para el padre que queda. Estadísticas impactantes muestran que después de que un cuidador pasa diecisiete años criando a un niño dependiente, puede esperar pasar otros dieciocho años cuidando a su padre o madre dependiente. Dado que las mujeres hoy en día a menudo difieren la crianza de un niño, hay probabilidades crecientes de que se superpongan las tareas de criar a un hijo y cuidar a un padre o una madre.

Sabios, los cuidadores tienden a ser del tipo de los rescatadores. A menudo, son gente sensible, idealista que intenta controlar todas las circunstancias que involucran a sus padres. Proponiéndose expectativas irrealistas para sí mismos, los hijos adultos pueden dedicarse con tanta devoción a satisfacer las crecientes necesidades de sus padres, que pierden de vista el hecho de que no hay forma de controlar el proceso de envejecimiento. El resultado es una tensión que no se reconoce. Pueden llegar a dudar en pedir ayuda, temiendo que una negación conduzca a una desagradable confrontación familiar. Si descubre que siente los siguientes síntomas por más de dos semanas, tenga en cuenta que pueden afectar sus habilidades como cuidador y puede estar encaminándose hacia un agotamiento del cuidador.

Señales Físicas

Dolores de cabeza frecuentes

Dolor de espalda o cuello

Espasmos musculares

Falta de higiene personal

Fatiga crónica o falta de energía

Patrones de sueño interrumpido, incluyendo pesadillas

Palpitaciones del corazón

Problemas digestivos, tales como diarrea, constipación o náuseas

Susceptibilidad a las enfermedades

Interés disminuido por el sexo

Un tercio de todos los cuidadores describen su propia salud como regular a mala. Es decir, ofrecen cuidado a costa de su propio bienestar. Si usted es un cuidador, ¿Ha experimentado dolores y puntadas crónicas de baja intensidad? ¿Está constantemente probando nuevas drogas o medicamentos alternativos para lograr más energía? Escuche a su cuerpo. Es importante que comience a dedicarse a sus propias necesidades antes de que sufra un colapso o enfermedad seria.

Señales Emocionales

Impaciencia

Enojo, irritabilidad o resentimiento

Tristeza o episodios de llanto inexplicables

Incapacidad para experimentar alegría o felicidad

Ansiedad o culpa

Apatía o aislamiento

Cambios en el estado de ánimo

Mala memoria

Pérdida del sentimiento de control

Sentimiento de impotencia o de estar atrapado

Dificultad para concentrarse o tomar decisiones

Pensamientos suicidas o la necesidad de lastimar a otros

Incapacidad para enfrentar un nuevo día

Sentimientos de fracaso

Señales en la Conducta

Reacción desmedida ante las críticas

Uso creciente de nicotina, alcohol o drogas

Productividad disminuida en el trabajo

Pérdida de interés en los pasatiempos

Falta de tiempo para ver amigos

Sobrealimentación o falta de alimentación

Renuencia a tomar vacaciones

Todos estos síntomas de agotamiento son señales clásicas de depresión.

El Paciente Escondido

Denise llegó a mi oficina cansada y a punto de quebrarse. "Mi suegro todavía vive en su propia casa," me explicó, "pero tiene noventa años y se está poniendo muy débil y olvidadizo. Mi esposo, Joe, está convencido de que si pasa por la casa de su padre antes y después del trabajo todos los días para hacer algunas tareas y asegurarse de que coma, todo estará bien. Bien, anoche cuando llegó de la casa de Papá, Joe tenía nauseas; luego se puso frío y sudoroso, como si estuviese a punto de desmayarse. Lo llevé a una sala de emergencias, donde estuvimos sentados por ocho tristes horas antes de que fuera internado con lo que ellos piensan es una úlcera sangrante.

"No he dormido por veinticuatro horas," continuó. "Cuando finalmente dejé el hospital a las ocho esta mañana, me detuve para controlar a Papá antes de irme a casa. Lo encontré en el piso del baño y apenas pude levantarlo. Ahora ¿qué se supone que debo hacer?" Denise comenzó a llorar. "Si Joe no pudo manejar esto ¿cómo voy a poder yo? Los tres vamos a terminar en el hospital."

Los efectos de la carga del cuidador han sido ampliamente documentados. Al intentar poner el hombro no solo a sus propias responsabilidades, sino a varias de las de su padre, Joe se convirtió en el "paciente escondido." Dado que las expectativas por los resultados del cuidado continuo de su padre eran irrealistas, Joe estaba experimentando una tensión que no cesaba nunca, y no se daba cuenta del desgaste que estaba sufriendo su cuerpo.

Todavía llorando, Denise agregó, "Joe y yo habíamos estado planeando viajar después de que nos jubilásemos. Sé que suena egoísta, pero ahora estamos encadenados a la rutina de cuidar a Papá."

"Denise," le dije, "tus preocupaciones por ti y Joe son reales. Los cuidadores a menudo no se cuidan a sí mismos. Joe ha aprendido que no puede hacerlo todo. Tiene que pedir ayuda."

La buena noticia es que el agotamiento puede ser reducido y controlado. Cuando estaba cuidando a mis propios padres y sentía que no estaba haciendo lo suficiente, me detenía y me preguntaba a mi misma, ¿Cuán realistas son mis expectativas?" Esta pregunta me ayudaba a centrarme y fijar límites a lo que podía hacer. Por ejemplo, invitábamos a cenar a mi madre todos los miércoles. Pero cuando estas cenas entraban en conflicto con una función escolar de mi hijo o un compromiso por negocios de mi esposo, me recordaba a mí misma cuánto hacía por mi madre, no cuánto *no hacía*. Sabía que Mamá estaba en su departamento con María, su dama de compañía de todo el día, segura y cuidada porque yo así lo había planeado. Trataba de no sentir culpa cuando no correspondía. Aquí encontrará algunas estrategias que espero le ayudarán a ser un cuidador o cuidadora realista:

- Duerma lo suficiente.
- Visite a su médico para un chequeo si no se está sintiendo bien.
- Haga ejercicio para aliviar tensiones, aunque solo sea caminar alrededor de la manzana.
- Pida ayuda para tareas específicas—hacer las compras, estar sentado con su padre o madre, etc.
- Aprenda a decir sí si otros le ofrecen ayuda. Si no hacen las cosas de modo que le satisfaga, trate de no atender a sus tendencias controladoras.
- Manténgase en contacto con sus amigos.
- Encuentre a alguien en quien confíe—un amigo, un terapeuta profesional, un miembro del clérigo—con quien charlar sobre sus sentimientos.
- Dése permiso para estar enojado o enojada, pero acepte sus limitaciones y manéjese con lo que es práctico.
- Recuerde, está bien no saber todas las respuestas. No hay una sola forma correcta de ofrecer cuidado.
- Organícese para tomar pequeños descansos regulares de la tarea de cuidar.
- Haga una lista detallada de lo que hace por sus padres y léala cuando piense que no está haciendo lo suficiente. Reconozca sus méritos.

Interrupciones en el Trabajo

¿El cuidado de alguien ha interferido con su trabajo? ¿Le ha hecho faltar al trabajo? Los cuidadores que además están empleados fuera del hogar tienen más conflicto familiar y más tensión en el trabajo que los no cuidadores. Los estudios también demuestran que los cuidadores que están empleados usan el teléfono excesivamente, cometen más errores, y tienen una frecuencia más alta de accidentes, retrasos y ausencias que los no cuidadores.

A Beverly le habían ofrecido un ascenso a vicepresidente mayor de su firma de servicios financieros. Sentada en mi oficina, me explicó su conflicto. "Exactamente el mismo día, la vecina de mi madre, Judy, me llamó desde Chicago. No había visto a mi madre por tres meses, pero Judy siempre me mantenía al día con sus necesidades. Ahora estaba preocupada y pensaba que yo debía viajar a Chicago para ver cómo estaba. Cuando llegué me di cuenta que mi madre realmente necesitaba más supervisión. Necesita vivir cerca de mí ahora, lo que significa que tendré que mudarla a Los Ángeles. Eso va a requerir mucha organización, porque estoy casada y tengo dos hijos adolescentes. Rechacé el ascenso; simplemente no podía aprender el nuevo trabajo mientras ubicaba a Mamá en un lugar donde le dieran el cuidado que necesitará. Pensando en mi carrera, fue duro, pero tenía que ser de este modo para mi cordura."

"Beverly," le respondí, "puede haber sido una decisión difícil, pero demuestra un juicio sensato. Comprendiste que tenías limitaciones y pusiste tu salud mental y física en primer lugar. Si no eres firme y concentrada, no podrás ubicar a tu madre con éxito o cuidar a tu familia."

Los hijos adultos que cuidan a sus padres mayores se ven obligados a hacer sacrificios como el de Beverly todos los días. Aprenda a decir no y a fijar límites realistas. Si se mantiene atento a lo que *puede* hacer, evitará sentirte abrumado.

Esperando para Vivir

> *"Me siento como si estuviera siendo tomada de rehén por la enfermedad de mi madre."*
> *"Mi médico no comprende."*
> *"Mis amigos no comprenden."*
> *"Mi esposo no comprende."*
> *"Mis hermanos y hermanas no comprenden."*

Es difícil para otros comprender cuán agotador y cuánta ansiedad provoca cuidar a una persona mayor. Como simples testigos, no pueden entender cómo la urgencia de cuidar invade el resto de su vida cotidiana.

¿Cuándo fue la última vez que se divirtió? ¿El hecho de cuidar a su madre o padre le ha hecho perder amistades? ¿Están sus hijos resentidos por el tiempo que pasa con su padre o madre? ¿Y qué hay de su cónyuge? ¿Está tan cansado por la tarea de cuidar a su madre o padre que ha perdido interés en el sexo? Es difícil tener fantasías en el dormitorio cuando se está emocional y físicamente exhausto por las demandas del cuidado de su hijo, el cuidado de uno de sus padres y el trabajo. Dado que cuidar a sus padres puede quitarle tiempo que dedica generalmente a otras actividades y responsabilidades, balancear su tiempo es crucial.

Para poder cuidar de usted mismo, es esencial conseguir el apoyo que necesita de su familia, amigos y profesionales. Este apoyo es imprescindible, no es un lujo, y puede ir desde ayuda económica, ayuda con las comidas, o cuidado diurno a un adulto dado por una dama de compañía paga o una vivienda asistida. Las buenas relaciones se fortalecen cuando los sistemas de apoyo se ponen en práctica. Pero debe decir las cosas en voz alta—no se puede esperar que la gente adivine sus necesidades.

Aislamiento Social y Depresión

La mamá de Paul, Rita, tenía ochenta y dos años y había vivido con Paul por diez años. Habían compartido una buena y estrecha relación. Toda su vida, Paul había deseado jubilarse y ver el mundo, pero para el momento en que estaba en condiciones de jubilarse, Rita comenzó a exhibir una conducta peculiar. No podía recordar eventos recientes. Se enojaba sin motivo aparente. Empezó a actuar inadecuadamente. En el momento en que conocí a Paul, estaba cansado y resentido. "En este momento mi vecino está sentado con Mamá," me dijo, "pero no puedo estar ausente más de cuarenta y cinco minutos porque no es justo pedirle a él que se encargue de ella por más de ese tiempo. Actualmente, rara vez dejo la casa—ni siquiera podemos ir a la iglesia. Mi hermano dice que tengo que hacer algo."

Las familias, los esposos y los amigos pueden gentilmente tratar de advertir al cuidador que está en problemas, pero es difícil ver el bosque cuando los árboles se lo impiden. Un cuidador totalmente entregado al cuidado de un padre o una madre, pierde de vista la vida fuera del hogar. Para los cuidadores de los pacientes con la enfermedad de Alzheimer especialmente, el aislamiento social es común. Cuando los pacientes no se comportan tan adecuadamente como solían hacerlo, los amigos y la familia sienten que es incómodo interactuar con ellos y dejan de visitarlos. Tal vez como resultado de esto, los cuidadores tienen dos o tres veces más posibilidades de mostrar síntomas de depresión que los no cuidadores y usarán en promedio, 70 por ciento más drogas recetadas por un médico. La depresión no se irá por sí misma mientras continúe ofreciendo cuidados. Si usted alberga expectativas irrealistas sobre usted mismo como cuidador, corre serios riesgos de sufrir soledad y aislamiento.

La depresión puede ser un círculo vicioso: siente que es inútil pedir ayuda, y además, no tienes tiempo para ir al médico. Entonces no entra en acción. Si es un cuidador primario y puede sentirse identificado con alguno de los síntomas de la lista que aparece en este capítulo, puede estar sufriendo depresión sobre la que sería mejor consultar con un profesional de la salud. Hágase a sí mismo y a su padre o madre un favor—siga los siguientes pasos:

- Saque tiempo para hablar con su médico y explicarle la situación.
- Intégrese a un grupo de apoyo de cuidadores; incluso una sala de chat online puede ayudar.
- Considere una consulta con un director de cuidados geriátricos que evaluará las necesidades actuales de su padre o madre y coordinará su cuidado. Póngase en contacto con la Asociación Nacional de Directores Profesionales de Atención Geriátrica *(National Association of Professional Geriatric Care Managers)*.
- Póngase en contacto con la rama local de la Asociación Estadounidense de Personas Jubiladas (AARP por *American Association of Retired Persons*) o Agencia del Área sobre Asuntos de la Vejez *(Agency of Aging);* ellos le informarán acerca de servicios en su zona, tales como cuidado diurno de adultos, grupos de apoyo a los cuidadores, y descanso del cuidado.
- Póngase en contacto con las organizaciones relacionadas con la salud tales como la Asociación de la Enfermedad de Alzheimer *(Alzheimer's Association)* o la Asociación de la En-

fermedad de Parkinson *(Parkinson's Association)* para que lo ayuden a prepararse para el progreso de la enfermedad.

Cuide su propia salud mental, emocional y física. Sus habilidades de cuidadora o cuidador dependen de eso. Cuando reconoce sus límites y acepta ayuda, la carga se hace más liviana para todos.

La Enfermedad de Alzheimer y el Agotamiento

La enfermedad de Alzheimer ha sido descrita como una enfermedad de dos personas—el paciente confinado por el cuidador por su propia seguridad, y la virtual reclusión del cuidador porque el paciente no puede quedar solo. Dado que la enfermedad progresa con el tiempo, sobrecarga cada nivel de la vida física y emocional del cuidador.

Los cónyuges, que componen aproximadamente el 50 por ciento de los cuidadores primarios en el cuidado por demencia, son los más susceptibles a enfermedades. Dado que la tensión y la depresión pueden alterar permanentemente la capacidad de respuesta del sistema inmunológico, estos cónyuges corren mayores riesgos de ataques cardíacos, presión arterial alta, depresión y otras enfermedades.

Nina, Ralph y Burt. "¿Cómo lo puedo dejar a él aquí e irme a casa sola?" se lamentaba Nina de ochenta y ocho años. "¡He estado casada con Louis por sesenta y ocho años!" Cuando un psiquiatra geriátrico le recomendó a Nina que comenzara a buscar cuidados a largo plazo para su esposo de noventa y dos años, sus hijos Ralph y Burt la trajeron a verme.

"En efecto, Papá ya nos ha sido arrebatado," dijo Ralph. "Ahora queremos proteger a Mamá."

Cuando la enfermedad de Alzheimer había llegado a una etapa difícil, Nina había manejado la situación con una auxiliar de enfermería permanente en la casa. Ahora Louis necesitaba ayuda para caminar, requería que se lo alimentase y era totalmente incontinente. Y lo más difícil de todo, a veces era verbalmente agresivo.

"Los chicos nos aman a los dos y tienen buenas intenciones, lo sé," decía Nina. "Pero ¿cómo puedo sacar a Louis de la casa? Lo estaría abandonando en el momento en que más me necesita. Nadie conoce a Louis como yo. Tiene que tomar leche caliente antes de irse a la cama. No le gusta la oscuridad. Y si no lo controlo con cierta frecuencia durante la noche, se ensuciará."

Burt agregó, "Mamá ha estado despertando al auxiliar de enfermería cada dos o tres horas a la noche para controlar a Papá. Nadie está durmiendo lo suficiente, y el auxiliar se está quejando de la situación conmigo o con Ralph."

"No te preocupes por si yo estoy durmiendo lo suficiente o no," dijo Nina. "A mí solo me preocupa Louis."

Le pregunté a Nina acerca de la relación con su esposo, y ella habló de los viejos tiempos, idealizando la relación. "Oh, Louis y yo no hemos tenido problemas. Después de toda una vida juntos, podemos anticipar las necesidades del otro. Todo está bien." Después hizo una pausa, rompió en lágrimas y me confió, "Ahora ya no está todo bien. A veces Louis me dice cosas muy crueles. No es lo que quiere decir, pero me pone tan triste y enojada. Y a veces me asusta."

"¿Qué te asusta?" le pregunté.

"Es que me canso tanto, aun con esta ayuda de todo el día. Tengo miedo de enfermarme. Después, ¿quién va a cuidar a Louis?" Dirigiéndose a sus hijos, Nina dijo, "Chicos, no he hablado acerca de esto antes, pero últimamente mis noches han sido insoportables. Cuando duermo, tengo pesadillas. Cuando no puedo dormir, mi corazón salta tanto que me asusta. No he querido cargarlos con esto."

"No puedes manejar tanta presión sola," afirmó Ralph.

"Mami, haremos todo lo que se necesite para ayudar," agregó Burt al mismo tiempo que se ponía de pie y la abrazaba. "No estamos preparados para perderte a ti también."

"Yo voy a estar bien, hijo," respondió Nina, apoyando su cabeza sobre el hombro de su hijo.

Alcancé un pañuelo de papel a Nina, y le expliqué que poner en otras manos el cuidado de Louis sería una de las más difíciles transiciones de su vida. A medida que la generación de la Segunda Guerra Mundial ha envejecido, han demostrado ser cuidadores fieles y de gran resistencia. Pero típicamente, estos cónyuges de tienen ochenta o noventa años, han tenido dificultad para reconocer cuándo su propia salud estaba en riesgo. En un estudio publicado recientemente, de cincuenta y cuatro mil enfermeras, se encontró que el riesgo de un ataque cardíaco o de muerte vinculado al corazón en una mujer era casi el doble si cuidaba a su esposo enfermo o minusválido durante al menos nueve horas a la semana.

"Mami," dijo Ralph, "sabemos que tú estás dedicada a Papá, pero ya no puedes continuar de este modo. Si algo te sucediera a ti, Papá tendría que ir a un hogar de ancianos de todos modos, y en ese caso no habría nadie que lo visitase todos los días."

Poco después de nuestra reunión, se encontró que Nina estaba en serios riesgos de sufrir un ataque cardíaco. Fue hospitalizada por poco tiempo y recibió un marcapaso. Con el apoyo emocional de sus hijos, se dio cuenta que ya no podía ofrecerle el mejor de los cuidados a Louis, quien ingresó en nuestro centro la semana siguiente. A pesar de que la familia haga sus mayores esfuerzos para cuidar al paciente en casa, la mayoría de los pacientes con la enfermedad de Alzheimer son finalmente trasladados a hogares para ancianos cuando sus necesidades son demasiado grandes o cuando la tensión amenaza con abrumar al cuidador.

Pida Ayuda *Ahora*

Brindar ayuda puede llegar a ser un trabajo ingrato y físicamente agotador. Mientras que el desgaste de cuidar a un niño pequeño es atenuado por la anticipación de un futuro brillante, cuidar a un paciente que envejece no goza de esa esperanza. El agotamiento de un cuidador debe ser tratado con compasión y a conciencia. Hasta que no recorra ese camino, no comprenderá la culpa, frustración y agotamiento que se sienten al tratar de dar ayuda adecuada las veinticuatro horas del día a alguien que ama. Llamativamente, los cuidadores tradicionalmente no reconocen sus méritos, porque nunca piensan que han hecho suficiente. Si usted es un cuidador primario, debe aprender a cuidarse a sí mismo y a pedir ayuda ahora.

10 ❧ TRES FORMAS DE ENTRAR A CUIDADOS A LARGO PLAZO

Hay tres formas de entrar a cuidados a largo plazo: una **crisis médica,** tal vez un derrame cerebral o una caída seria; una **crisis invisible,** un deterioro gradual de la habilidad de vivir en forma independiente; y una **planificación anticipada,** en la cual las familias organizan una transición hacia los cuidados a largo plazo. Mi esperanza es que para el final de este capítulo, se ubique completamente en el campo de la "planificación" y de ese modo ayude a cambiar la idea actual de que el cuidado a largo plazo es el recurso al que se acude ante una crisis.

I. Crisis Médica

Según mi experiencia, aproximadamente el 95 por ciento de las familias que preguntan acerca del cuidado a largo plazo están en un estado de crisis. Ansiosos y llenos de miedo, se aventuran en el desconocido territorio de hospitales, establecimientos de rehabilitación, y hogares de ancianos sin idea de qué es lo que deberían esperar. La carga económica imprevista sola llega a extraordinarios niveles de tensión.

Joan, Katharine y Ed. Cuando Joan apareció en mi oficina en Los Ángeles, estaba desesperada acerca de sus padres, Katharine y Ed, quienes vivían en Nueva York. Desde tres mil millas de distancia, ella había estado monitoreando sus vidas con llamadas telefónicas diarias. A pesar de que su madre estaba teniendo dificultades cognitivas, Joan se había sentido tranquila porque su padre estaba física y mentalmente sano.

Pero un día no pudo comunicarse con ellos. Después de esperar veinticuatro horas, finalmente llamó a un vecino de sus padres, quien, incapaz de contactar a la pareja, a su vez llamó al 911. Cuando los paramédicos llegaron, encontraron a Ed en el suelo, inconsciente, víctima de un derrame cerebral. Allí cerca, Katharine estaba sentada en silencio mirándolo. Joan fue a New York. Ahora que su padre estaba físicamente disminuido e incapacitado para cuidar a su madre, Joan se dio cuenta de que no había planes de emergencia.

Decidió reubicar a sus padres en la costa oeste, pero la logística de mudarlos, a uno de ellos incapacitado y el otro mentalmente perturbado, era un desafío mental. "Naturalmente," dijo Joan, "el avión llegó tarde, de modo que llegué al hogar de ancianos a las dos de la mañana. Fue difícil para los empleados manejar la ansiedad de mis padres al estar en este nuevo y extraño lugar."

Los primeros tres días fueron de gran tensión para todos. Exceptuando su entrevista conmigo, Joan nunca había estado en un hogar para ancianos, y estaba exhausta por el proceso de traslado. Sus padres nunca habían estado en un hogar de ancianos tampoco. Por primera vez, Ed se encontró que estaba en el rol de paciente. Estaba lúcido, pero no podía caminar y tampoco hablar. Su esposa, Katharine, no podía entender qué pasaba con él. ¿Por qué no se ponía de pie? ¿Por qué no le traía su almuerzo?"

A pesar de que Katharine y Ed finalmente se adaptaron a su nueva vida, una crisis médica sin un plan de apoyo no es la forma más recomendada de entrar a los cuidados a largo plazo. Antes de que una incapacidad física o cognitiva se desencadene en su padre o madre, considere varias posibilidades en su mente. Hable sobre los "¿qué sucedería si?" con sus padres y hermanos y realicen un primer bosquejo de plan. Ya sea que lo usen en dos años o diez, evitarán una posible crisis o una desarmonía en la familia. Si es probable que usted sea el cuidador principal, encárguese de tener canales fluidos de comunicación con otros miembros de la familia, porque el cambio en el estilo de vida de sus padres puede causar desórdenes en estas relaciones.

Muchas veces, lo que provoca una crisis es que su padre o madre necesita otro nivel de cuidado, pero no aceptará que se le hagan propuestas. Si este es el caso, no hay mucho que pueda hacer; su padre o madre es una persona adulta que tiene el derecho a tomar sus propias decisiones. Puede ser una caída o una emergencia médica lo que lo involucre activamente en el cuidado de su padre o madre.

El plan de acción de emergencia. Puede reducir una crisis de salud futura teniendo un plan de acción de emergencia.

- Obtenga formularios para un poder notarial duradero para el cuidado de la salud y de las finanzas (ver Capítulo 24), y discuta sobre las varias opciones con sus padres. Si su padre o madre no se sienten cómodos en esta conversación, espere un tiempo y luego intente otra vez. Es imprescindible que su padre o madre complete un poder notarial *antes* de que ocurra una crisis. De ese modo, si encuentra que tiene que tomar decisiones difíciles, tendrá claro cuáles son los deseos de su padre o madre.

- Obtenga los nombres y números de todos los médicos que atienden a su padre o madre y de aquellos a los que consultan a veces.

- Llame y preséntese al prestador o a los prestadores de salud habituales de su padre o madre. Entréguele al médico una copia del poder notarial para el cuidado de la salud y conserve una copia para usted. Tenga presente que el médico de sus padres puede no estar disponible cuando lo necesite, de modo que siempre lleve los papeles del poder notarial con usted, por las dudas que tenga que tratar con un médico que no está familiarizado con la condición médica de su padre o madre.

- Obtenga fotocopias de las tarjetas de identificación de Medicare y el seguro complementario (Medigap) de su padre o madre o su tarjeta HMO (Seguro Horizon, Kaiser, Healthnet, etc.) Téngalos a mano.

- Haga una lista de los medicamentos actuales de su padre o madre (tales como adelgazadores de la sangre), y tome nota de cualquier medicamento al que sea alérgico. Si su padre o madre son internados en una sala de emergencias, el médico de admisión necesitará una lista de toda información vital que pueda ofrecerle, tales como alergias, dolencias médicas crónicas (por ejemplo diabetes, asma), cirugías anteriores, y si su padre o madre tienen un marcapasos.

- Decida qué miembro de la familia estará en condiciones de llegar primero adonde esté su padre o madre en el caso de una emergencia. Este miembro de la familia debe tener la información detallada más arriba siempre disponible.

- Contáctese con el registro local de enfermeros, u organización similar que provea cuidados de la salud a domicilio, y como referencia futura, pregunte cuán rápidamente pueden ofrecer ayuda. Investigue qué servicios están disponibles y cuánto cuestan.

• Infórmese sobre residencias de vivienda asistida u hogares de ancianos de asistencia especializada en la zona donde vive su padre o madre por las dudas que sea dado de alta del hospital y no se le permita volver a casa.

Christopher y Elena. Christopher tenía setenta y nueve años y era todavía un censor jurado de cuentas de tiempo completo. Su hermana, Elena, de ochenta y cuatro años, padecía de problemas de deficiencia cardíaca y estaba en su última etapa, recién había sido dada de alta del hospital. Dado que era tozuda acerca de aceptar ayuda de afuera, Christopher llevaba comida a la casa de Elena una vez al día. Sentía culpa porque pensaba que no estaba haciendo lo suficiente, pero además se sentía resentido de que toda la carga cayera sobre sus hombros. Un día cuando llegó a la casa de Elena a las once de la mañana, Elena todavía estaba en cama. Sus extremidades inferiores estaban visiblemente inflamadas y parecía que le faltaba el aire. No había tomado su medicación y no podía recordar cómo usar el oxígeno. Además, no estaba comiendo ni bebiendo lo suficiente como para mantenerse fuerte.

Su hermano necesitó usar un plan de acción de emergencia. Comenzó por visitar un hogar de ancianos. En mi oficina, Christopher parecía estar desesperado. "Es mi hermana mayor," dijo, "y nunca pude decirle qué debía hacer. Se niega a considerar la opción del cuidado a largo plazo, y ya no tengo energía para pelear con ella, Stella."

Mientras hablábamos, Christopher se dio cuenta que su hermana no le dejaba opciones reales. Le recomendé que la próxima vez que

Elena ingresara al hospital (lo cual era inevitable dado su falta de aire y su negación a tomar la medicación), Christopher le pidiera al médico una orden escrita declarando que Elena requería del cuidado de un hogar de ancianos y que no era posible que regresara a su casa. Temerosos de lo desconocido, los pacientes de edad avanzada a menudo no quieren dejar sus hogares pero pueden llegar a sentir un inconfesado alivio ante el hecho de que sus necesidades físicas sean cuidadas por profesionales.

La próxima vez que Elena entró al hospital, Christopher se comunicó con su cardiólogo, quien estuvo de acuerdo en que Elena necesitaba cuidado las veinticuatro horas. La semana siguiente, fue dada de alta y trasladada a nuestro establecimiento. Dado que su problema cardíaco por congestión progresaba, se le administró medicación para controlar la inflamación y se vigilaba su oxígeno. "Puedo ver en su cara que ya no está asustada como lo estaba en casa," decía Christopher. Su prontitud para trazar un plan evitó que Elena necesitara de otra crisis para aceptar un nuevo nivel de cuidado.

II. La Crisis Invisible

Una crisis invisible es el resultado de una lenta pérdida de una función física y/o cognitiva que es ignorada hasta que la salud de esta persona mayor y su bienestar están en un estado de marcado deterioro. Camuflada por un deterioro gradual, la crisis resultante es difícil de diferenciar de lo que fue anteriormente la vida cotidiana normal del paciente. Por un año o dos, su padre o madre puede parecer que "está bien." Pero llega un momento en que se da cuenta claramente que su madre se está volviendo olvidadiza, que ocasionalmente no concurre a algunas citas, y que su atención de la casa no es lo que solía ser. Puede no estar segura de lo que le dijo el doctor respecto de un procedimiento futuro. Su vida es todavía plena con su familia, amigos y los placeres cotidianos, sin embargo empieza a preguntarse si es seguro que todavía maneje.

Con demasiada frecuencia, nadie presta mucha atención a las pequeñas señales de que el desenvolvimiento de un padre o madre está declinando. Es frecuente la negación de ambos lados. El padre o madre puede decir, "Estoy bien. Nada ha cambiado, y si algo ha cambiado, lo estoy manejando bien." Del mismo modo, el hijo adulto a menudo no quiere reconocer que las habilidades de su madre están declinando y que es probable que pronto necesite ayuda extra. La negación aparece fácilmente en las vidas muy atareadas—es más fácil mirar a un padre o madre que siempre ha sido autosuficiente y decir, "Ya tengo suficiente con lo que tengo ahora. Mamá está bien. Si no hay problema, no trates de solucionarlo."

Este es el momento de encontrarse como familia y organizar un plan de acción flexible para el futuro de su padre o madre, sin embargo muy poca gente lo hace. Cuando su padre o madre está relativamente sano, es incómodo discutir los "¿qué sucedería si…?" sin sentirse antipático y entrometido. Discutir las limitaciones de su padre o madre puede parecer una traición. Sus hermanos pueden llamarlo alarmista. Lamentablemente, su padre o madre pueden sentirse agredidos y a la defensiva.

Si ignora estas pequeñas señales de aviso, la crisis invisible se profundiza hasta que la salud de ellos, y posiblemente la suya, estén en juego. A medida que interviene más frecuentemente en las actividades cotidianas y en sus decisiones, ni usted ni su padre o madre pueden querer reconocer la pérdida de función o la incapacidad de manejar ciertas situaciones. Pero gradualmente, las deficiencias se vuelven obvias.

Etapa uno de la crisis invisible. Las "señales de alarma" fueron identificadas en el Capítulo 2. Aquí hay un rápido repaso de las condiciones que indican que una crisis invisible puede estar al acecho.

1. Deterioro en la higiene personal
2. Correo sin abrir, cuentas sin pagar, cuentas bancarias en rojo
3. Alfombras manchadas con comida
4. Problemas para recordar eventos recientes
5. Cambios en los hábitos de comida
6. Extravío frecuente de objetos
7. Dificultad para recordar si se tomó la medicación
8. Golpes inexplicables
9. Llamadas telefónicas frecuentes a ti o a otros
10. Abolladuras inexplicables en el auto

Si su padre o madre muestran estas señales de deterioro físico o cognitivo que se detallan más arriba, es hora de delinear un plan para un nivel de cuidado gradualmente más elevado, ya sea en casa o, si es necesario, en un ambiente profesional.

Etapa dos de la crisis invisible. Las familias raramente buscan información sobre cuidados a largo plazo en la etapa uno de una crisis invisible de sus padres; la buscan en la etapa dos, cuando la salud y seguridad de su padre o madre están en peligro y ya no pueden negar o manejar las siguientes señales:

1. Olor a moho en la casa o en la ropa
2. Alfombras manchadas de orina
3. Pérdida o aumento de peso visible
4. Piel cortada o heridas abiertas
5. Accidentes automovilísticos menores; espejos retrovisores rotos
6. Llamadas telefónicas repetidas a horarios extraños
7. Incapacidad para recordar cómo se pasó el día
8. Olor bucal desagradable

9. Frascos de medicación demasiado llenos o demasiado vacíos

10. "Tercer y último" aviso para el pago de cuentas de teléfono y electricidad

En este punto, es difícil ignorar las dificultades de su padre o madre. Las emociones pueden salirse de control muy rápidamente. Los hijos adultos pueden sentir ansiedad, temor, enojo e impaciencia. De cualquier modo, discutir abiertamente las deficiencias a medida que son notadas y tener un plan de cuidados a largo plazo flexible a mano, puede evitar una disolución familiar.

III. Planificación Anticipada del Cuidado a Largo Plazo

Paula y Ruth. Paula, una maestra de escuela primaria, entró muy campante a mi oficina una tarde. "Lo siento, no tengo una cita," dijo, "pero mi mamá insistió en que pasara a verte después del trabajo y me presentara. Hace años, tuvo un amigo muy querido llamada Jason a quien ella visitaba en el hogar de ancianos. Mamá no estaba segura de que tú la recordaras, pero ella no se ha olvidado del cuidado que tus empleados le dieron a Jason."

Ahora con ochenta y nueve años, la mamá de Paula, Ruth, había sufrido de dolor generalizado por tres años. Aunque las píldoras contra el dolor habían sido efectivas, a menudo no podía recordar si las había tomado o no, y últimamente, la medicación le estaba causando estreñimiento. En una oportunidad en que Ruth tomó un laxante que resultó ser demasiado fuerte, quedó tan débil que su otra hija, Ellie, tuvo que pasar algunas noches en su casa. Las últimas dos semanas había estado aletargada y había permanecido en cama todo el día.

Paula continuó, "Esta mañana antes de ir a trabajar, Mamá me llamó y me anunció, 'Ha llegado el momento para mí de mudarme a una residencia de vivienda asistida en la casa de Stella. Ustedes, chicas, tienen sus vidas con sus esposos, hijos y sus carreras. Sé que se preocupan por mí y, honestamente, de algún modo me preocupa estar aquí sola.' "

"Nunca pensé que Mamá se pondría vieja, pero sucedió. Le dije que hablaría contigo hoy, y a ella le gustaría venir conmigo mañana para empezar a tomar medidas y hacer listas para la mudanza. Mi madre ha sido siempre extremadamente organizada. Espero que tengas una habitación para ella."

Ruth se mudó a nuestro centro tres semanas más tarde. Mientras observaba cómo se llevaba a cabo la mudanza, me preguntaba si Paula y Ellie se daban cuenta del regalo que su madre les había hecho. No hubo crisis, ni pánico, ni incertidumbre, ni malos entendidos entre las hermanas. Paula y Ellie nunca tuvieron que convencer a una madre enojada y disgustada de que necesitaba asistencia más profesionalizada.

La planificación les devuelve el control de la situación a usted y a su padre o madre. Mientras su madre se mudaba a su nuevo hogar, Paula y Ellie sentían ansiedad y culpa pensando que tal vez no habían hecho lo suficiente. Pero con un traslado organizado como el de Ruth, las emociones son más manejables. La diferencia entre esta mudanza y una mudanza en crisis es que Ruth era quien hacía los planes—sus hijas simplemente llevaban a cabo sus deseos. Hablar de los planes para el futuro con anticipación alivia mucho la incomodidad y culpa cuando llega el momento de llevar adelante los planes.

Es importante que las familias se ocupen del cuidado de sus padres en su casa tanto tiempo como sea posible. De cualquier modo, si el cuidado en el hogar ya no es saludable ya sea para usted o para su padre o madre, el cuidado médico de veinticuatro horas en un buen establecimiento es la mejor opción. Si el cuidado a largo plazo es incluido en el plan familiar como una posibilidad, usted puede tener una transición manejable y controlada que no se convertirá en crisis y no experimentará como una imposición cuando llegue el momento.

Cuando tenemos el control sobre nuestras vidas cotidianas, encontramos consuelo y seguridad. No tener el control nos arroja al rol de víctimas. Nuestros padres se sienten de exactamente la misma forma. Sin un plan, usted tiene que improvisar en el momento en que la emergencia aparece, y sus decisiones tomadas en el momento dejan a sus padres en una situación de temor. Un plan coordinado, delineado con anticipación por sus padres junto a usted, les dará poder a ellos cuando se enfrenten a necesidades de cuidados a largo plazo. No se sentirán víctimas o fuera de control al vivir según las decisiones que ellos mismos tomaron, y usted tendrá una relación más cercana, que brinde más apoyo a medida que ponga en práctica sus deseos confesados.

Cuando Liz y su esposo llegaron a casa después de haber pasado dos semanas en un crucero, el teléfono sonaba mientras ellos cruzaron la puerta de entrada. Era el hermano de Liz, Ted. Mientras habían estado afuera, su mamá se había fracturado la cadera. "No te llamé," explicaba Ted, "porque no quería arruinar tus vacaciones. Mamá ya se levanta y está caminando en fisioterapia. Pero el planificador de altas hospitalarias me llamó hace un momento y me dijo que Mamá necesita ser trasladada a un centro especializado de rehabilitación en cuarenta y ocho horas. Liz, no tengo idea qué es lo que estamos buscando."

Cuando Liz me contactó por teléfono, su voz temblaba. "No sé qué tipo de establecimiento necesita Mamá," dijo. "Estoy todavía impactada por lo de su internación. El planificador de altas hospitalarias le dio a mi hermano una lista de residencias. ¿Significa que necesita un hogar de ancianos?"

La urgencia y la perplejidad del llamado de Liz se dan en forma frecuente. Cuando los familiares llaman pidiendo asesoramiento, no ayuda mucho el hecho de que la terminología para los niveles de cuidados de la salud sea confusa e irregular. De acuerdo al libro de Virginia Morris, *How to Care for Aging Parents (Cómo Cuidar a Padres Envejecientes)* la Administración Financiera de Cuidados de la Salud *(Health Care Financing Administration)* ha identificado cuarenta y cuatro nombres diferentes para los cuidados suministrados por los hogares de ancianos. Una encuesta reciente de Met Life revela que hay veintiséis nombres para residencias de vivienda asistida. Las opciones que tiene en su comunidad estarán dentro de una de las vastas opciones de cuidado.

VIVIENDA ASISTIDA

Las residencias de vivienda asistida se volvieron populares en los años noventa y son ahora el nivel de cuidados a largo plazo para ancianos de crecimiento más rápido en los Estados Unidos. Cubren la brecha entre la vida independiente y el cuidado en un hogar de ancianos. Los diversos nombres para vivienda asistida incluyen: alojamiento y cuidado *(board and care)*, cuidados residenciales para mayores *(residential care for the elderly)*, casa de retiro *(retirement home)*, congregación de vivienda para adultos *(adult congregate-living community)*, y retiro de cuidados comunitarios *(congregate-care retirement)*. Dado que cada estado tiene sus propios requisitos para las licencias y sus propias regulaciones para definir las residencias de vivienda asistida, hay una considerable variación. Esto hace más complicada la elección de una residencia de vivienda asistida que la de un hogar de ancianos (que están regulados y estandarizados federalmente).

Las residencias de vivienda asistida pueden ser pequeñas, edificios similares a hogares, con un número de residentes no mayor a seis, o pueden ser grandes establecimientos, de varios pisos, con cientos de residentes. Mientras algunos no ofrecen cuidado práctico, otros ofrecen atención veinticuatro horas al día, incluyendo asistencia en el baño, el vestido, el arreglo personal, y en la administración de medicamentos. Aunque el residente promedio de vida asistida requiere acceso al cuidado de la salud las veinticuatro horas del día, no necesita veinticuatro horas de cuidado práctico. Dado que estas residencias difieren ampliamente en sus capacidades para proveer cuidado permanente, hay variación de precios, personal, servicios y políticas de admisión. Algunas residencias aceptan sillas de ruedas, mientras otras solo admiten andadores. A medida que las habilidades físicas y cognitivas de los residentes se deterioran, las opciones de vivienda asistida resultan limitadas. Por ejemplo, las regulaciones de seguridad ante incendio a menudo no permiten que algunos residentes permanezcan en determinado nivel de cuidado si no pueden alejarse por sí solos del peligro físico.

En lo que trata de vivienda asistida, el diseño y mobiliario puede ser más residencial que institucional. Decorando las habitaciones con sus propios muebles, los residentes personalizan su espacio de vida tanto como pueden. Los servicios usualmente incluyen comidas, mantenimiento de la limpieza, actividades sociales, transporte, sistema de llamados ante emergencias y asistencia en el baño, el vestido y el arreglo personal. Otros servicios, como la administración de medicamentos, salón para el cuidado del cabello, arreglo de manos, son adquiridos a elección, según los necesite el residente.

Medicare no paga vivienda asistida. En muchos estados, Medicaid tampoco paga por ellos. Los gastos son pagados usualmente en forma mensual por los mismos residentes, por los seguros de cuidados a largo plazo, o por los hijos de los residentes.

HOGARES DE ANCIANOS (A LARGO PLAZO)

Un hogar de ancianos provee cuidados a largo plazo para residentes que no están en condiciones de continuar con las actividades de su vida diaria debido al deterioro de sus facultades funcionales o cognitivas. Atendido día y noche por profesionales de la enfermería con licencias y otro personal entrenado, los hogares de ancianos ofrecen cuidados de manutención y custodia a residentes que deben ser admitidos bajo el cuidado de un médico. Otros nombres que pueden escucharse vinculados a los hogares de ancianos son Hogares para Convalecientes *(Convalescent Homes),* Centros de Atención Profesional *(Nursing Centers),* Centros de Cuidados *(Care Centers),* y Establecimientos de Atención Especializada *(Skilled Nursing Facilities).* Los residentes requieren asistencia para el baño, el vestido, para alimentarse, para levantarse de la cama y acostarse, y atención por incontinencia. La mayoría de las residencias tienen una mezcla de pacientes en diversas condiciones médicas y, generalmente, los residentes tienen deterioradas sus facultades cognitivas. De acuerdo a las estadísticas, más del cuarenta por ciento de las personas con más de sesenta y cinco años pasarán algún tiempo en un hogar de ancianos, y más del cincuenta por ciento de las personas mayores que ingresan a un hogar de ancianos, permanecerán en él por el resto de sus vidas. Una de las consecuencias de ser una de las industrias más reguladas en los Estados Unidos, es la existencia de establecimientos hechos a medida. En todo Estados Unidos, los hogares de ancianos lucen como hospitales—hay una estación de enfermería, camas de hospital, cubículos separados por cortinas, y tablas de registros médicos.

Confusión sobre reintegros. La mayoría de los estadounidenses desconoce que Medicare otorga muy poca cobertura para servicios de hogares de ancianos. La mayoría de los hogares provee cuidados de custodia, y no el cuidado de rehabilitación que es requerido para que Medicare otorgue la cobertura. Como resultado, el cuidado en los hogares de ancianos es pagado en forma privada con reintegros posteriores. Para los residentes de bajos recursos, cada estado tiene un programa de ayuda social que paga los cuidados de aquellos que reúnen las condiciones requeridas. Para mayor información respecto a los beneficios y los requerimientos de selección, contacte a los Centros de Servicios de Medicare y Medicaid (CMS por *Centers for Medicare and Medicaid Services*). Su página en la Internet es www.cms.hhs.gov (también ver Capítulo 23).

CENTROS DE REHABILITACIÓN (CORTO PLAZO)

Los centros de cuidados de rehabilitación son para residentes que se están recuperando de una lesión o una enfermedad, más comúnmente una fractura o un derrame cerebral, y por un período de tiempo corto. La mayoría de las unidades de rehabilitación consisten en un número determinado de camas en un hospital o en hogares de ancianos. Los residentes no necesitan más de los servicios intensivos de un hospital pero todavía requieren de expertos cuidados de rehabilitación. Esto significa típicamente pacientes internados con terapias físicas, ocupacionales y del habla, como también monitoreos de enfermeros profesionales para terapias intravenosas, alimentación por sonda, vendajes estériles para heridas provocadas por las estadías en la cama o heridas post quirúrgicas.

El manual de Medicare lleva a creer que su padre tiene derecho a cien días de cobertura de Medicare para cuidados de rehabilitación. En realidad, deben cumplimentarse pautas estrictas:

1. Su padre debe haber pasado por lo menos tres noches consecutivas en el hospital. De todos modos, una estadía en un

hospital que deriva en un cuidado de hogar de ancianos no habilita automáticamente a su padre para una rehabilitación pagada por Medicare. Este es un malentendido común.

2. Su padre debe necesitar cuidado especializado en relación a la dolencia por la que fue tratado en el hospital, y debe tratarse de una enfermedad o herida de la que pueda, demostrablemente, recuperarse en un tiempo razonable.

3. Su padre debe recibir los servicios de rehabilitación en una residencia certificada de Medicare, dentro de los treinta días después del alta hospitalaria.

4. El médico de su padre debe certificar la necesidad de un enfermero calificado o del cuidado de rehabilitación especializada.

Si su padre cumple estos requisitos, Medicare le pagará por un tiempo limitado. Los primeros veinte días tendrá una cobertura del cien por ciento. Si la cobertura debe continuar, a partir del día 21, Medicare pagará todo salvo un co-pago diario por un máximo de cien días. El co-pago diario para el 2006 es de $119 y será ajustado anualmente. (El Medigap o Medicaid de su padre cubrirá el co-pago. Remitirse al Capítulo 23 para ver la importancia del seguro complementario.) Después del día cien, no hay cobertura; cuando Medicare cesa, también cesa el seguro complementario. La mayoría de las coberturas de Medicare duran aproximadamente veinte días.

Si su padre no es elegible para Medicare, deberán usarse fondos privados. Cuando no se dispone de fondos, los residentes de bajos recursos pueden ser elegidos para programas Medicaid, que varían de estado a estado (Nuevamente ver Capítulo 23.) Si su padre pertenece a una HMO, las opciones de servicios de rehabilitación estarán limitadas a las residencias contratadas por HMO.

Preséntese al planificador de altas hospitalarias. El planificador de altas de un hospital (a veces llamado trabajador social) es responsable del egreso de pacientes a tiempo, de modo de no provocar gastos financieros innecesarios al hospital. Dado que a cada paciente se le asigna un trabajador social desde el momento de la admisión en el hospital, busque quién le fue asignado a su padre y comience a comunicarse con él. El trabajador social puede anticipar cuándo es probable que se le dé el alta a su padre y si es candidato a los servicios de rehabilitación de Medicare o al traslado a un hogar de ancianos para cuidados de custodia. Cuanto antes usted pueda ponerse en contacto con el planificador de altas, menos sorprendido estará cuando se le dé una fecha de alta a su padre.

Si su padre califica para rehabilitación, consulte si hay una unidad de rehabilitación en el hospital y si hay camas disponibles. Si la hay, considérelo como primera opción. Permanecer en el mismo ámbito del hospital será más fácil para su padre. Si el hospital no tiene unidad de rehabilitación o camas disponibles, pregúntele al trabajador social por los nombres de establecimientos en la zona que pueda recomendar. Aunque esto es una buena manera de empezar, hay que tener en cuenta que muchos trabajadores sociales prefieren trabajar con solo uno o dos hogares de ancianos o centros de rehabilitación. También es una buena idea consultar al médico de su padre y a sus amigos por lugares que ellos consideren recomendables, y hacer uso del viejo y buen recurso de boca a boca para conocer buenos lugares cerca de su casa.

UNIDADES DE CUIDADOS ESPECIALES

Una unidad de cuidados especiales puede ser tanto el centro propio, como una unidad en un una residencia de vivienda asistida o un hogar de ancianos. Estas unidades se especializan en el cuidado de residentes con condiciones médicas específicas, tales como la enfermedad de Alzheimer. Siendo ahora más comunes, las unidades de cuidados especiales aparecieron dada la necesidad de cuidados más específicos que los que frecuentemente se ofrecen en los hogares para ancianos. El personal ha sido especialmente entrenado para tratar con la demencia, y las unidades tienen un diseño físico que garantiza la movilidad segura. Para los residentes que deambulan, estas unidades ofrecen el mejor ambiente posible, libre de limitaciones físicas o químicas. Las unidades de cuidados especiales tienen una autorización en cuanto a seguridad por incendio que permite que las puertas permanezcan cerradas, de modo que un paciente que deambula no pueda abandonar la residencia. La seguridad está maximizada, a pesar de que el residente puede recorrer la residencia a su gusto. Alarmas en las puertas, cercas exteriores y otros sistemas de seguridad protegen el espacio para el bienestar y la seguridad del residente. No hay provisión de Medicare para las unidades de cuidados especiales.

HOGARES DE ANCIANOS EN COMUNIDADES JUBILATORIAS DE CUIDADO CONTINUO (CCRCS)

Los hogares de ancianos en comunidades jubilatorias de cuidado continuo (CCRCs por *Continuing-care retirement communities*), también llamadas con frecuencia Comunidades para el Cuidado de la Vida, combinan tres niveles de atención: vida independiente, vivienda asistida y hogares de ancianos—todo en un mismo lugar. Estas comunidades están diseñadas para envejecer en un mismo lugar; esto es, su padre puede mudarse a esta comunidad como un miembro activo de la sociedad y permanecer allí por el resto de su vida. Quizá deba ser transferido a un edificio diferente cuando requiera mayores cuidados, pero dentro del mismo terreno y en la misma institución. Las comunidades de retiro para cuidados continuos ofrecen habitaciones o departamentos, comidas y asistencia médica. También pueden proveer actividades como viajes, programas sociales, servicios religiosos, y clases de ejercicios. La desventaja consiste en que las CCRCs suelen ser caras. A menudo, existe una cuota de ingreso importante que se suma a los honorarios mensuales. Algunas organizaciones religiosas u otras sin fines de lucro patrocinan a la mayoría de las CCRCs.

CUIDADOS PALIATIVOS (HOSPICIO)

Los cuidados paliativos (*hospice*-hospicio) siguen siendo un servicio de cuidado para la salud, en gran medida mal comprendido y subutilizado, para aquellos con una limitada expectativa de vida. Como una filosofía de cuidado, el hospicio pone el énfasis en la importancia de la dignidad y la libertad frente al dolor del último tiempo de vida. Enfatiza la acción paliativa de los síntomas, esto es, cuidados misericordiosos en vez de intervenciones agresivas orientadas a la cura. En el pasado el cuidado de hospicio era generalmente proveído en los hogares, pero cada vez más frecuentemente está disponible en las residencias de vivienda asistida y hogares de ancianos también. Tradicionalmente el cuidado de hospicio se especializaba en cáncer, pero ahora también atiende pacientes con enfermedades terminales como la enfermedad de Alzheimer, insuficiencia cardíaca congestiva, insuficiencia renal. El trabajo conjunto de la familia, el personal del hospicio y el del hogar de ancianos o vivienda asistida, puede mejorar significativamente el cuidado del último tiempo.

El beneficio de hospicio Medicare proveerá un equipo interdisciplinario especializado en el manejo del dolor, control de síntomas, y asistencia en la aflicción. Además, asumirá los gastos del equipamiento médico durable, tales como equipo de oxígeno, andadores y sillas de ruedas, como también las medicinas prescriptas por el equipo del hospicio. Puede aplicarse un copago de $5 o menos por droga. Un médico debe certificar que el paciente tiene una expectativa de vida de seis meses o menos. Esta certificación, requerida federalmente, ha causado confusión en familias que consideraban la posibilidad de utilizar los servicios de un hospicio. De todos modos, la duración del cuidado en un hospicio puede ser reconsiderada y renovada indefinidamente. Si su padre se enfrenta a una expectativa de vida limitada, el hospicio le ofrece un cuidado activo que satisface las necesidades físicas, psicológicas y espirituales de ambos, el paciente y la familia.

El Futuro del Cuidado a Largo Plazo

Nuestro nivel actual de cuidado especializado en la salud de los ancianos no ha funcionado. Históricamente, las regulaciones gubernamentales se han centrado en la salud y la seguridad. Pero ¿qué sucede con la satisfacción, el servicio y la calidad de vida? Son igualmente importantes en un lugar al que planeamos llamar hogar. Dado que nadie quiere vivir en un entorno altamente restrictivo, la popularidad de los hogares de ancianos está decayendo, mientras que las residencias de vivienda asistida y cuidado continuo están en crecimiento.

En los próximos años, la generación de la explosión demográfica ingresará a cuidados a largo plazo en número sin precedentes. Nacidos entre 1946 y 1964, los de esa generación han tenido un profundo efecto en la política pública hasta aquí, en todos los períodos de sus vidas. Siendo la próxima generación que requerirá los servicios de hogares de ancianos, enfrentan el desafío de redefinir los cuidados a largo plazo. Necesitamos una revolución social que resuelva la próxima crisis en el cuidado a largo plazo, que amenaza con quebrar la columna vertebral de nuestro sistema de cuidado de la salud. La actual falta de visión exige el desarrollo de sistemas y residencias originales para esa generación. ¿Aceptarán los de esa generación los hogares de ancianos estándar de hoy? Espero que no. Necesitamos despertar la influencia política usada de tan buen modo hace cuarenta años, y exigir que la profesión de cuidados a largo plazo se convierta en una industria orientada al consumidor, amigable y con calidad de servicio. La elección es nuestra.

12 ✎ ¿POR DÓNDE EMPEZAR?

Al responder el teléfono en mi oficina, ya avanzada la tarde de un viernes, escuché decir a una mujer preocupada, "Mi mamá necesita un hogar de ancianos, pero hay tantas historias penosas sobre los hogares. ¿Cómo encontraré el correcto?"

"¿Cómo llegaste a nosotros?" pregunté.

"Hace muchos años, ustedes cuidaron a la mamá de mi mejor amiga, y ella me dijo que ustedes me ayudarían," contestó.

¿Cómo encontrar un hogar de ancianos o una residencia de vivienda asistida de calidad para su padre o madre? A continuación encontrará ocho sugerencias que he compartido con familias para ayudarlos en su búsqueda:

1. Las recomendaciones de boca en boca son excelentes para comenzar; no hay fuente más confiable que alguien que usted conozca y en

cual confíe. En el pasado, las mujeres de mi generación almorzaban y debatían sobre la forma de encontrar el mejor ortodoncista para sus niños. Hoy, las mismas mujeres se conectan en red para ubicar la mejor residencia de cuidados a largo plazo para sus padres. Si el nombre de una residencia es mencionado una y otra vez, asegúrese de anotarlo para contar con él en el futuro.

2. El centro local de ancianos de su área puede proveerle una lista de los hogares de ancianos dentro de un radio adecuado en su vecindario. Pida hablar con el especialista en servicio social.

3. Las organizaciones de servicio social religioso, como los Servicios de Familias Judías o Beneficencias Católicas, también pueden servir como buen punto de referencia.

4. El médico familiar, el trabajador social del hospital o un clérigo también pueden ofrecer una buena guía. Asegúrese de preguntarles si han visitado personalmente el hogar de ancianos, o si están compartiendo con usted la experiencia de otra persona. Las recomendaciones con conocimientos de primera mano son las más confiables.

5. Las organizaciones como la Asociación de Alzheimer, la Asociación de la enfermedad de Parkinson, o la Asociación Nacional de derrames cerebrales, tienen una lista de las residencias de su zona. Cada una de estas enfermedades tienen requerimientos especiales, y es importante trasladar a su padre a una residencia equipada para otorgar el tipo y nivel de cuidado que necesite.

6. Los gerentes en cuidado geriátrico cumplen un nuevo rol en el terreno de los geriátricos. Como trabajadores sociales licenciados o enfermeros, van a su hogar, evalúan la situación y recomiendan los servicios a domicilio apropiados o un nivel superior de cuidado, si fuera necesario. Contacte a la Asociación Nacional de Gerentes de Cuidados Geriátricos Profesionales.

7. La Agencia del Área sobre Asuntos de la Vejez *(Area Agency on Aging)* le dará una lista de las residencias con licencia en su zona así como también el teléfono de la ubicación más cercana de la Oficina del Defensor del Pueblo en Cuidados a Largo Plazo *(Office of the Long-Term Care Ombudsman)*. Como defensores estatales de los residentes de edad avanzada, los defensores del pueblo visitan periódicamente las residencias de vivienda asistida y los hogares de ancianos; en consecuencia, son conocedores de las características y la calidad de cuidado que cada residencia ofrece. Contacte al Locador de Cuidados de Ancianos en el 800-677-1116.

8. La Internet puede ser una herramienta útil. De todos modos, las páginas web de las residencias pueden ser solo publicitarias, y los informes de inspección del gobierno publicados son con frecuencia demasiado viejos, difíciles de entender, y es fácil mal interpretarlos. Considere la Internet solo para información general.

Nolan. Un caballero que yo no conocía caminaba de un lado a otro en el hall de nuestra residencia. "¿Puedo ayudarte?" pregunté.

Presentándose como Nolan, me mostró su libro sobre cómo elegir un hogar de ancianos. "El autor recomienda que me presente en el lugar sin anunciarme," dijo, "pero ahora que ya estoy aquí, no sé bien qué hacer. Solo con mirar dentro de los cuartos de la gente no llegaré a ninguna parte."

En el camino a mi oficina, Nolan me explicó que su madre de noventa y dos años había sido autosuficiente hasta la semana anterior, cuando cayó y se golpeó su cabeza. Internada en el hospital para chequeos, todavía estaba un poco débil. "Me dicen que será dada de alta pasado mañana y que necesita cuidados en un hogar de ancianos," continuó. "A pesar de que mi hermano ya ha visitado tres hogares, me gustaría charlar con él estando informado, por lo tanto estoy haciendo mi propia investigación. Este libro recomienda asegurarse de preguntar acerca de la proporción de personal y los reportes de inspección." Hizo una pausa. "No tengo idea de qué están hablando."

¿Puede Confiar en los Reportes de Inspección?

Los reportes de inspección de cada hogar de ancianos en Estados Unidos están disponibles en la Internet. Vaya a medicare.gov y haga clic en "Compare asilos de ancianos." *(Nursing Home Compare)* En estos reportes encontrará resultados de encuestas, patrones de deficiencias, información sobre personal, cantidad de camas, tipo de propiedad, y si la residencia participa de Medicare, Medicaid o de ambos.

Informes sobre el personal. Dado que las residencias son encuestadas generalmente por el Departamento de Servicios del Cuidado de la Salud *(Department of Healthcare Services)* cada doce o quince meses, la información que se encuentre puede ser demasiado antigua. Aunque la información colocada en la Internet puede ser valiosa, no se puede evaluar el cuidado en una residencia y los temas relacionados a la calidad de vida, a partir de un gráfico del gobierno. Más importante es saber por cuánto tiempo han sido responsables de la residencia el actual administrador y el director de enfermeros—la rotación frecuente de estas posiciones tendrá un gran impacto en la calidad del cuidado. Una visita personal sigue siendo lo más seguro para encontrar una residencia de cuidado de calidad porque le permite observar al personal, y *el personal es el elemento más importante en el éxito de un hogar de ancianos.*

La proporción personal-residentes es un indicador de la calidad de cuidado que su padre o madre recibirá. Una proporción aceptable de asistentes de enfermería-residentes podría ser como sigue:

Turno Diurno	un asistente de enfermería por cada seis residentes
Turno vespertino	un asistente de enfermería por cada diez residentes
Turno nocturno	un asistente de enfermería por cada catorce residentes

Esta proporción debería ser mantenida durante los siete días de la semana.

Pregunte si los enfermeros con licencia y los asistentes de enfermería son empleados de tiempo completo o si la residencia trabaja con registros de enfermeros (agencias temporales). Si la residencia trabaja con enfermeros de agencias temporales, no va a estar en condiciones de ofrecer el mismo nivel de cuidado que otra que contrata, supervisa, y capacita a su propio personal.

El Informe de Inspección

Los folletos que publicitan cómo elegir un hogar de ancianos a menudo otorgan mucha credibilidad a los informes de inspección. No obstante, estos reportes no necesariamente describen a las residencias correctamente. Cuando busco hogares de ancianos en Los Ángeles a través de la Internet, me resulta incómodo ver apreciaciones respetables sobre residencias que yo misma sé que están sufriendo dificultades. Aunque los descubrimientos de las encuestas pueden ser útiles para establecer un registro de repetidas infracciones, no siempre cuentan la historia completa. Las residencias que parecen buenas en papel pueden no estar brindando atención de calidad. La interpretación de los inspectores sobre las regulaciones puede ser subjetiva e inconsistente. Los equipos de encuestadores, con personal reducido por el bajo presupuesto del gobierno, son los responsables de completar un mar de planillas cuando podrían estar usando mejor su tiempo si evaluaran el cuidado práctico que se brinda a los pacientes.

Ciertamente, las inspecciones de gobierno han ayudado a mejorar el cuidado a largo plazo, por ejemplo, exponiendo altas incidencias de llagas por el reposo prolongado, caídas frecuentes y el abuso de restricciones físicas y químicas. Con el tiempo, de todos modos, las encuestas se han vuelto más que nada un instrumento punitivo, imponiendo fuertes multas por la violación de regulaciones, pero haciendo poco por el mejoramiento del cuidado del paciente. A menudo, las residencias simplemente incorporan más personal cuya única responsabilidad es mejorar el trabajo administrativo, y no la calidad del cuidado.

Si le gusta lo que ha visto de una residencia, pero ha leído un reporte de inspección y se siente intranquilo acerca de algunas deficiencias, pídale una explicación a la administradora. Si ella se muestra abierta y capaz de explicar sus conclusiones, esta puede ser todavía una residencia deseable.

Haciendo las llamadas telefónicas. Una vez que haya confeccionado una lista de residencias, use el teléfono para obtener información relativa al tamaño o la ubicación. El costo debería ser establecido antes de visitarlas. ¿Hay honorarios adicionales? ¿Hay una cama disponible? Si su padre necesita cuidados especiales, ¿puede la residencia brindárselos? Si es un hogar, ¿está certificada para los fondos de Medicare y Medicaid? ¿Tiene una afiliación religiosa?

Desde el primer hola, ya sea que lo note o no, la residencia ya está provocando una impresión en usted. Pregúntese lo siguiente: ¿Cómo se siente en relación al llamado? ¿El miembro del personal con el que habló era amigable y atento? Si no podía responder sus preguntas, ¿lo puso en contacto con alguien que pudiera? ¿Siente que quisiera saber más sobre la residencia? Si la respuesta es no, avance en su lista.

Cuando haya reducido sus alternativas a tres o cuatro residencias, organícese para ir a visitar cada una, preferiblemente durante la hora de almuerzo. Aunque las visitas durante el almuerzo lo limitan a una residencia por día, le suministrarán información valiosa. Por ejemplo, al mediodía, los residentes deberían estar levantados y vestidos, y sus cuartos aseados y ordenados. La comida que se sirve debería verse fresca, apetitosa, y nutritiva. Es una buena oportunidad para observar al personal. ¿Interactúan con los residentes, o mayormente charlan entre ellos?

El recorrido y el proceso de investigación. Dos cosas son esenciales para determinar si la residencia de cuidados es la mejor para sus padres:

1. Un recorrido a través de la residencia con un miembro del personal profesional.
2. Un reunión, formal y profunda, a la que llamo "proceso de entrevista" (ver Capítulo 15). Recomiendo firmemente que te reúnas con el administrador o con el director de enfermería.

Encontrará cuestionarios en libros y en la Internet que ayudan a elegir una residencia. La mayoría consiste en preguntas a responder con un sí o con un no de modo de hacer un chequeo y reducir las alternativas. Si lleva alguna de estas listas de chequeo durante la visita, no permita que lo distraigan de las dos cosas más importantes. Recuerde, las necesidades individuales y la personalidad de sus padres no están en la lista de chequeo.

Tomando la decisión. Coloque las residencias en el orden de su preferencia. Si el tiempo se lo permite, vuelva a visitar a la primera y segunda alternativa, en esta oportunidad eligiendo otro momento del día, quizá durante las actividades, de modo que le permita "sentir" de un modo más completo el ambiente. Observe al personal una vez más, teniendo en cuenta que es el personal el que brinda el cuidado práctico y el que va a determinar el bienestar de su padre en su nuevo hogar.

13 ✍ UN RECORRIDO A UNA RESIDENCIA DE VIVIENDA ASISTIDA

Anne, de sesenta y cinco años, se sentó con gratitud en la silla frente a mí, exhausta después de la búsqueda de una residencia. Antes de que pudiera decirle hola, se lamentó, "Estoy tan cansada y confundida. No estoy segura de cuál es el lugar que mi esposo necesita. Durante tres años, lo había estado cuidando en casa, y estábamos bien," continuó. "Entonces la mañana del sábado pasado, no pude despertarlo. Me alarmé y llamé al 911. Ha estado en el hospital por cinco días hasta ahora, y necesito encontrar un lugar para él para mañana. El doctor dice que no podré cuidarlo en casa por más tiempo."

"Por lo tanto el planificador de altas hospitalarias me dio esta lista de residencias," siguió adelante. "La primera que vi era una casa pequeña con seis camas. La siguiente era una enorme, semejante a un hotel de dos pisos que parecía demasiado grande. La tercera lucía como un hospital. Sé que él no necesita un hospital, pero ¿qué es lo que estoy buscando?"

"Puede volverse complicado, Anne," le confirmé. "Los dos niveles de cuidado más comunes son vivienda asistida y hogares de ancianos. Dadas las regulaciones federales, todos los hogares de ancianos parecen hospitales. Las residencias de vivienda asistida lucen más como hogares."

Vivienda Asistida

Aunque el nombre genérico es "vivienda asistida," estas residencias son llamadas de formas diversas a lo largo del país como alojamiento y cuidado; cuidados residenciales para mayores, casa de retiro; congregación de vivienda para adultos; retiro de cuidados comunitarios; y muchos otros nombres. En los Estados Unidos, las viviendas asistidas son el tipo de albergue para personas mayores de más rápido crecimiento. A diferencia de los hogares de ancianos que están regulados federalmente, las residencias de vivienda asistida lo están por cada estado en forma individual. Por lo tanto hay una inmensa variedad en todo el país, que va desde una pequeña casa de campo que ofrece alojamiento y cuidado hasta refinados hoteles. Interesantemente, en algunos estados, algunas escuelas han sido convertidas en residencias de vivienda asistida, ¡reflejando los cambios demográficos en los Estados Unidos de América!

El objetivo de vivienda asistida es ayudar con las necesidades personales básicas, como el baño, el vestido y el cuidado personal, al tiempo que el residente se mantiene activo y comprometido con la comunidad. La vivienda asistida fomenta la independencia, la dignidad personal y la privacidad. En muchas residencias, se puede tener disponibilidad de transporte al cine, a un centro de compras u otras salidas. La vivienda asistida puede ofrecer también cuidados de la salud parciales, como "administración de medicamentos" (tomar el medicamento correcto a tiempo).

Las regulaciones de seguridad relativas a incendios requieren que los residentes de vivienda asistida estén física y mentalmente en condiciones de alejarse por su cuenta del peligro en caso de emergencias como terremotos o fuego. Crecientemente, de todos modos, hay una confusión de definiciones en cuanto a cómo deben ser interpretadas estas regulaciones. Por ejemplo, las regulaciones sobre incendios están siendo interpretadas más laxamente para permitir que residentes capaces mentalmente que tengan alguna restricción física puedan permanecer en vivienda asistida. Es importante estar al tanto de las habilidades de su padre o madre en lo que respecta a asuntos de emergencia.

Aun cuando las residencias de vivienda asistida no ofrecen atención médica o de enfermería completa las veinticuatro horas, generalmente sí proveen lo siguiente:

1. Asistencia en el baño, vestido, peinado e higiene personal
2. Supervisión las veinticuatro horas al día
3. Tres comidas al día
4. Administración de medicamentos
5. Asistencia con asuntos de baño e incontinencias
6. Mantenimiento de la limpieza y lavado de la ropa
7. Actividades sociales, como clases de gimnasia y cerámica, lecturas, salidas de compras y salidas al teatro local
8. Sistema de llamados de emergencia (Se requiere un dispositivo de llamada en el baño y junto a la cama, para avisar al personal en caso de emergencia)

El Costo es Importante

Dado que Medicare no paga vivienda asistida, y Medicaid paga muy poco, todos los gastos están virtualmente a cargo de la familia o de los residentes. Actualmente los honorarios van desde $2,000 a $8,000 por mes. Los servicios pueden estar cubiertos por un valor mensual todo-incluido, o pueden ser a elección basados en necesidades individuales. Cuando busque una residencia, es importante preguntar cuáles son los servicios que incluyen los honorarios mensuales, al igual que cuáles son los que no incluye. Observe cuidadosamente para elaborar planillas de honorarios, dado que pueden sumar cientos, e incluso miles, a la cuenta mensual. ¿Hay diferentes valores para diferentes niveles de cuidado? ¿Se requiere un depósito? ¿Cuáles son los costos mensuales totales?

¿Dónde Pertenece el Miembro de Su Familia?

Como una introducción a la vivienda comunitaria, la vivienda asistida es preferible dada su atmósfera hogareña. Considerando que mudar a su padre o madre fuera de su hogar probablemente causará culpa y dudas, la transición es más fácil y menos amenazadora para ambos, tanto para su padre o madre como para usted.

Cuando me senté y charlé con Anne, estuvo claro para mí que su esposo era un candidato para vivienda asistida—podía pararse de la silla sin ayuda y sus necesidades físicas estaban bien para los parámetros del cuidado de vivienda asistida. Una vez que determinamos su estado, Anne quiso volver a visitar las otras residencias de vivienda asistida que había visto. "¿Qué debería buscar?" preguntó.

"Afortunadamente, un recorrido a través de la vivienda asistida es menos complicado que un recorrido a través de un hogar de ancianos," le dije. "Aquí tienes una guía que te ayudará a evaluar las residencias:"

1. ¿Tienen los residentes el mismo nivel de habilidades o discapacidades que tiene el miembro de su familia? En algu-

nas residencias, la mayoría de los residentes pueden estar en etapas avanzadas de demencia. En otras, pueden estar asistiendo a conferencias en eventos comunes y participando en clases de ejercicio. ¿Qué residencia sería la mejor para su padre o madre?

2. ¿El entorno de la residencia es similar al de un hogar? ¿Estaría gustosa de visitarlo?

3. ¿Ofrece la residencia cierta privacidad e independencia para su padre o madre?

4. ¿Hay alguna política sobre el tabaco?

5. ¿Los lugares donde se llevan a cabo las actividades son accesibles aún si su padre o madre usara un andador?

6. Observe a los residentes que están participando en una actividad. ¿Se están divirtiendo? ¿Están socializando? ¿Hay interacción entre la directora de actividades y los residentes?

7. ¿La residencia es demasiado grande o demasiado pequeña para su padre o madre? Así como algunos adolescentes prefieren un colegio grande o uno pequeño, su padre puede tener alguna preferencia también.

8. ¿Hay un dispositivo de llamada de emergencia junto a la cama y en el baño?

9. ¿El personal lo saluda y lo reconoce mientras recorre la residencia?

10. Observe la interacción personal-residente. ¿El personal trata a los residentes con respeto y dignidad?

11. ¿Hay un olor desagradable? Aunque el olor no debería ser un tema de discusión en residencias de vivienda asistida, puede ser una señal de alarma que indica que hay problemas de mantenimiento o falta de cuidado personal.

12. ¿La comida luce apetitosa? ¿Los residentes parecen estar disfrutando de la comida? ¿Se le permite probar la comida?

13. ¿La residencia tiene una camioneta para transportar a su padre o madre hasta el centro comercial, el teatro o el consultorio de su médico?

14. ¿La residencia tiene licencia? Si no la tiene, quiere decir que no está siendo supervisada por el estado, y esto agrega más responsabilidad a la familia.

15. Pregunte quién es el responsable del cuidado médico de su padre durante una emergencia. Por ejemplo, si su padre o madre necesitara atención médica durante la noche, ¿quién se encargaría de ello?

Conozca las Necesidades de Su Padre o Madre

A medida que su padre o madre envejece mientras reside en vivienda asistida, tenga en cuenta que el estado de salud física y mental cambiará. Cuando note que sus necesidades físicas crecen, o que sus habilidades cognitivas disminuyen, puede ser el momento de reasegurarse de que la residencia todavía ofrece el nivel de cuidados apropiado. Si encuentra que su padre no está tomando su medicina, que su ropa está sucia, que está perdiendo peso, o que su comportamiento está cambiando, hable con la administradora y cuéntele sus preocupaciones. Pregunte si la residencia puede continuar alojando en forma segura y exitosa a su padre en su estado de necesidades crecientes. Si la administradora dice que sí, pero su padre sigue perdiendo peso, o deja de tomar su medicación, comience a buscar opciones de hogares de ancianos antes de que se desate la crisis. No le gustaría un llamado desde la residencia diciendo, "Nosotros ya no podemos cuidar a tu padre por más tiempo." Ni tampoco quiere que su padre permanezca en un nivel de cuidados que sea inapropiado para sus necesidades.

Momento de Trasladar a Su Padre o Madre

La mayoría de las familias se sienten aliviadas al encontrar una residencia de vivienda asistida con una atmósfera hogareña donde sus padres estén seguros y socialmente involucrados. Por un tiempo puede ser la situación ideal. Usted puede pensar, Papá puede quedarse aquí. Nunca necesitará un hogar de ancianos. De todos modos, la vivienda asistida no debería ser considerada como una alternativa al cuidado que brinda un hogar de ancianos. A medida que los residentes se vuelven más débiles y olvidadizos, el entorno de una residencia de vivienda asistida puede tornarse peligroso para su salud y su seguridad. La duración media de estadía en una residencia de vivienda asistida es de tres años. En mi experiencia, la razón del alta es la necesidad de un hogar de ancianos. Esto sorprende a muchas familias que no esperaban una nueva reubicación. Justo cuando están acostumbrándose a una residencia de vivienda asistida, es hora de volver a aprender, ahora respecto del cuidado de un hogar de ancianos.

La sociedad tiene una predisposición contra los hogares de ancianos pero, manejados profesionalmente, existen hogares cuidadosos. Para ubicarlos, debe convertirse en un consumidor sofisticado e idóneo. Los próximos capítulos son una guía esencial para encontrar un hogar de ancianos profesional y de alta calidad que cuidará de sus padres y será útil a la vez que un apoyo para su familia.

"He temido este día toda mi vida."

"No dormí anoche pensando en el día de hoy."

"Tenía miedo de los ruidos, los olores y la gente que vería."

"Mi hermana me pidió que echara un vistazo. No podía enfrentarlo."

Estos son pensamientos que las familias han compartido conmigo en su búsqueda de un hogar de ancianos. La mayoría estaba en crisis. El planificador de altas hospitalarias pudo haberles dado solo veinticuatro horas de aviso para que busquen un centro de cuidados. Demasiado tarde, las familias descubren que lleva tiempo encontrar una residencia de calidad que ofrezca cuidados médicos personalizados y tenga una atmósfera hogareña.

Si no está preparado, un hogar de ancianos puede resultar intimidante. Muchas guías de cuidados a largo plazo recomiendan que haga un recorrido por una residencia sin anunciarse para determinar cómo se siente. Si tiene experiencia y se siente cómodo en una ambiente de cuidados a largo plazo, puede ser útil. No obstante, si está iniciando su búsqueda, un buen administrador o director de enfermería pueden guiarlo a través de ese territorio desconocido. Dado que las emociones aflorarán durante la búsqueda de la residencia apropiada, podría considerar la posibilidad de ir acompañado de un amigo o un miembro de la familia, quizá alguien con experiencia en cuidados a largo plazo.

Un Mundo Diferente

Hace muchos años, Pam me vino a ver por el traslado de su madre de setenta y cinco años a un hogar de ancianos. Ella era una hija ansiosa y, en aquel momento, yo era una principiante en mi primer año de trabajo en una residencia de cuidados a largo plazo. Desde aquellos años, mis mayores maestros han sido mis residentes y sus familias. El conocimiento que tengo ahora, se lo debo a ellos. Pero regresando a ese momento, yo tenía mucho que aprender. Después de haberle hecho algunas preguntas a Pam, la llevé a hacer un recorrido. Mientras caminábamos por el salón de actividades noté que su rostro estaba pálido. "¿Te sientes bien?" le pregunté.

"En realidad no. ¿Podemos regresar a tu oficina?" respondió Pam débilmente.

"Lo siento," se lamentó mientras se sentaba, "pero siento volar mi cabeza. El mar de sillas de ruedas y señoras de cabellos blancos fue demasiado para mí. No puedo imaginar a mi madre aquí." Incapaz de visualizar lo que implicaría el recorrido, Pam se había sentido agobiada, y yo no era de mucha ayuda. Me propuse que en el futuro prepararía más cuidadosamente a las familias en su aproximación al mundo del cuidado a largo plazo.

Nociones Preconcebidas

"Espero que mis familiares no piensen que soy egoísta por estar buscando un lugar de cuidados a largo plazo para mi mamá, pero trabajo tantas horas," dijo Caroline, una productora de televisión, mientras caminábamos a mi oficina. "Nunca antes había estado en un hogar de ancianos," dijo, mirando en alrededor. "He escuchado tantas historias horribles. Mis amigos me dicen que estos lugares son desagradables, con menos personal del necesario y descuidados. Al menos el tuyo no huele a orina ni a desinfectante." Hablaba muy rápido, como si ciertas cosas necesitaran ser dichas frontal y rápidamente.

"Nuestro personal trabaja duro para que tengamos una residencia sin olores," admití. "Requiere vigilancia constante. Caroline, permíteme contarte un poco más acerca de quiénes somos, y luego si nos parece que podemos ofrecer un nivel de cuidados apropiado para tu mamá, haremos un recorrido." Charlamos con Caroline por casi una hora. Mi objetivo era pintarle con palabras un cuadro de lo que veríamos en nuestra caminata por el hogar de ancianos. Cuando arrancamos por el corredor, Caroline preguntó, "¿Puedo hablar con los pacientes?"

"Les encantará la interacción," respondí. Caroline habló y bromeó con algunos de los residentes, y yo la presenté a algunos otros familiares que estaban de visita.

Cuando volvimos a mi oficina, me dijo, "he temido tanto esta visita, y ahora ya está hecha. Fue mucho más fácil de lo que pensé." Enfrentar su miedo discutiendo acerca de sus ansiedades y nociones preconcebidas antes de recorrer el hogar de ancianos le permitió a Caroline sentirse fuerte. Observar el deterioro de sus padres no es fácil. De todos modos, tomar control de esta nueva fase en la vida de sus padres, puede darle un poco de calma y fuerza.

¿Por Qué Asusta el Recorrido?

¿Qué hace que un recorrido a un hogar de ancianos sea tan difícil? Muchas cosas. Cuando hay serios apremios de tiempo, debe literalmente aprender sobre la marcha. Puede sentir la presión de tener que tomar una decisión rápida. Todo es nuevo y no necesariamente agradable. Porque se puede pensar al hogar de ancianos como "un lugar al que uno va para morir," la decisión de trasladar a un miembro de la familia es a menudo acompañada de culpa y remordimiento. Aún más, la vejez puede ser percibida como poco atractiva, frágil, deprimente y obsoleta. Dado que la sociedad ha hecho un buen trabajo convenciéndonos de que es verdad, ver a un gran número de ancianos enfermos en un lugar, puede ser perturbador.

Nuestra generación lucha con los temas relativos a la edad. Cremas antiarrugas, Botox, liposucción e innumerables procedimientos de cirugías plásticas confirman que estamos trabajando duro por mantenernos eternamente jóvenes. Muchos adultos con los que hablo parecen estar convencidos de que la edad avanzada y la salud quebrantable no los afectará a ellos personalmente. Como Lilian, una mujer bronceada y elegante en sus setenta años, que estaba visitando a su mamá bromeó conmigo, "Stella, simplemente no tengo planeado envejecer."

Cuando empecé mi carrera en cuidados a largo plazo, tenía veintidós años. En aquel momento, la edad avanzada de mis residentes no me molestaba. Por el contrario, su deleite continuo por mi juventud me subía la autoestima. Sin embargo, treinta y siete años después la edad de mis residentes tiene un efecto diferente en mí. Mis residentes tienen cabellos grises; yo tengo cabellos grises. Ellos experimentan pesares y dolores que ahora puedo comprender. Y cuando veo a sus hijos adultos ansiosos y con miedo de tomar una decisión incorrecta, recuerdo mi propia incertidumbre cuando cuidaba a Papá y a Mamá.

Cada Residencia Tiene una Personalidad Diferente

Cuando haya visitado tres o cuatro residencias, descubrirá que cada residencia tiene su personalidad. Años atrás, como directora de servicios de cuidados al paciente en una gran corporación, era la responsable de asegurar la calidad de servicio de enfermeros en ocho residencias de cuidados a largo plazo en el oeste de Los Ángeles. Hacía visitas semanales para reunirme con cada administrador y director de enfermeros. Ni bien traspasaba la puerta de entrada, podía "sentir" la personalidad de la residencia. Si el administrador y el director de enfermería eran organizados, trabajaban bien juntos y apreciaban a su personal, sentía calma al entrar. Si no se comunicaban bien y no estaban bien organizados, me podía sentir inquieta. "No lleva mucho tiempo volverse un consumidor sofisticado de cuidados a largo plazo," les digo a los familiares que buscan consejos. "Confíen en su sentido íntimo. Mientras caminan dentro de una residencia de cuidados a largo plazo, su sentimiento inicial debería ser de bienestar y atención."

El Recorrido

Este no es el momento de una lista detallada. Como el nombre lo indica, el recorrido es una breve gira de inspección para percibir la residencia. Estos son algunos factores a considerar:

Saludos. ¿Fue saludado al ingresar? Hay razones por las que esto es significativo. Primero, este es el hogar de los residentes; todos nosotros saludamos a nuestros huéspedes cuando llegan a nuestro hogar para demostrarle que son bienvenidos. Segundo, es importante para el personal saber quién está ingresando al edificio.

Reconocimiento y estado de ánimo. Mientras camina por los pasillos, ¿el personal le sonríe y lo reconoce? ¿Tiene una sensación de buen estado de ánimo en el personal? Un buen estado de ánimo es un punto de referencia en la calidad del cuidado.

Olor. ¿Hay olor a orina vieja disperso por el edificio? Tenga en cuenta que si el enfermero ha terminado recientemente de cambiar a un residente y ha llevado la ropa sucia al depósito asignado a través del pasillo, habrá un olor temporal que debería disiparse en cinco o diez minutos. Pero si el olor a orina es persistente, un mantenimiento pobre o un cuidado de los enfermeros pobre pueden ser los responsables. Aun más ofensivo que el olor desagradable es el intento de taparlo con fuertes aerosoles antisépticos.

Cuidado personal. ¿Los residentes están levantados y vestidos apropiadamente para la hora del día y la estación del año? ¿Están peinados? ¿Los hombres están afeitados y arreglados? ¿Tienen medias y zapatos?

Amabilidad. ¿El personal interactúa amablemente con los residentes, llamándolos por su nombre, o conversan como si los residentes no estuvieran presentes? ¿Les hablan de manera humillante, como lo harían con un bebé?

Atmósfera de hogar. Los hogares de ancianos están regulados federalmente para que "luzcan como hospitales" con camas hospitalarias, cubículos separados por cortinas y estaciones de enfermería. Las residencias, sin embargo, tienen control sobre sus atmósferas. ¿Da la residencia una sensación hogareña? ¿Están las fotos de los familiares en las paredes y mesas de noche de los residentes, y los cubrecamas y colchas sobre las camas? ¿Se les permite a los familiares traer sus sillas y tocadores favoritos? ¿Hay un lugar de reunión central agradable?

Timbre de llamados. Cuando los residentes llaman por ayuda, el tablero de llamadas en la estación de enfermería se enciende y suena una alarma para señalar el número de habitación. Fíjese si la alarma persiste y el personal no está respondiendo en forma oportuna. Pregunte a la persona que lo acompaña en el recorrido en cuanto tiempo debería responder una asistente de enfermería a los residentes. Una respuesta razonable es "en menos de cinco minutos."

Modo de andar. ¿El personal parece apurado o tenso, como si tuviera demasiado para hacer? El ritmo de trabajo del personal debería parecer calmo y estable.

Privacidad. Si está recorriendo la residencia durante la mañana—un período de baños y vestido—¿se les da privacidad a los residentes? Por ejemplo, las cortinas de los cubículos deberían estar corridas alrededor de la cama del residente durante los cuidados de la mañana. Lo mismo se aplica para la noche, cuando se cambia a los residentes con ropa de dormir. Dado que los residentes frecuentemente comparten habitaciones en los hogares de ancianos, las cortinas privadas ayudan a mantener la privacidad. Antes de entrar a la habitación de un residente, ¿los miembros del personal se detienen y golpean la puerta?

Almuerzo. Un buen momento para recorrer una residencia es durante el almuerzo. Para esta hora, todos deberían estar levantados y vestidos. Sus habitaciones deberían estar organizadas y ordenadas. Mientras camina a través del comedor, ¿la comida se ve y huele apetitosa? ¿Puede probar la comida que se sirve? ¿Está la mayoría de los residentes comiendo en el comedor más que en sus habitaciones? ¿Parecen estar disfrutando de sus almuerzos? ¿Son ayudados? ¿Hay alguno sentado frente a una bandeja que no ha sido tocada?

El menú. Pida que le muestren el menú anunciado para esa semana. ¿Se está sirviendo la comida prevista para ese día?

Actividades. El calendario de actividades está usualmente exhibido en forma destacada para residentes y familiares. Lea las actividades de la semana en vigencia. ¿Cubren un amplio espectro de intereses como música, ejercicio y clases comunes? Si su recorrido no incluye el área de actividades, pida verla. Si una clase estaba prevista, ¿Se está llevando a cabo? ¿Tiene buena asistencia? ¿Los residentes parecen ocupados e involucrados?

El director de actividades. Si es posible, reúnase con el director de actividades. Pregúntele cuánto tiempo hace que está en ese puesto. Dado que su padre o madre puede pasar muchas horas con esta persona, ¿parece accesible?

Fundamento del primer nombre. Mi experiencia ha sido que la mayoría de mis residentes eligen ser llamados por su primer nombre o algún apodo que hayan usado durante toda su vida. Pregúntele a su padre o madre, o utilice su mejor criterio, para saber cómo le gustaría ser llamado. Durante el recorrido, observe la interacción del personal con los residentes. Si se siente incómoda escuchando que usan términos como "Cariñito" o "Bebé" cuando hablan con un residente, coménteselo a su guía. Su aporte hará una diferencia.

¿Cómo Se Siente en Relación a Su Recorrido?

¿Tuvo la sensación de que era un entorno seguro y cuidadoso en el cual su padre sería bien atendido? ¿Es un lugar que sería confortable visitar? Basado en el recorrido, ¿le gustaría seguir adelante con la indagación más formal, la parte más detallista de la entrevista en la residencia? (Ver Capítulo 15). La entrevista es un análisis, más formal y en profundidad, de su madre o padre, de sus necesidades y de la filosofía de cuidado de la residencia. Dada la frecuente urgencia de la mudanza a una residencia, el recorrido y la entrevista frecuentemente se dan durante la misma visita. La entrevista debería ser con la administradora de la residencia o con la directora de enfermería, quien como directora de la residencia, hará invalorables aportes.

15   LA ENTREVISTA CON EL ADMINIS-TRADOR DE LA RESIDENCIA
¿Es Esta la Residencia Correcta para Su Padre o Madre?

"Este es el cuarto hogar de ancianos que veo hoy," dijo Mike, visiblemente frustrado. "Mamá será dada de alta mañana por la mañana, y yo no estoy en mejores condiciones que cuando empecé. Estoy en las últimas, pero esta es una de las decisiones más importantes que jamás haya tomado por ella."

"Mike," respondí, "puedes sentirte agotado por haber visitado tantas residencias, pero estarás sorprendido de lo mucho que has aprendido. Tendrás mejores preguntas para hacerme, y tu sentido de qué es lo correcto en una residencia será más sagaz."

Visitar residencias puede ser fatigante y deprimente, pero es tiempo bien utilizado. Estará mejor preparado para la entrevista, una reunión en la que usted se sienta y discute sobre su padre o madre con el administrador. Un administrador experimentado, idóneo, le ayudará a trazar un cuadro preciso de su padre o madre y de las actuales necesidades de este con respecto al deterioro físico, funcionamiento cognitivo, problemas de conducta, asuntos de seguridad, y temas de socialización. Juntos, determinarán si la residencia puede ofrecer el nivel de cuidado apropiado para su padre o madre y contener sus necesidades como cuidador familiar también. A continuación hay algunas preguntas que un administrador debería incluir en su reunión con usted:

¿Cuál es el actual diagnóstico de su padre o madre?

¿Qué medicación toma?

¿Requiere administración de los medicamentos?

¿Alguna vez escondió sus remedios en vez de tomarlos?

¿Su madre se vuelve miedosa o enojada cuando se le ayuda a vestirse o bañarse?

¿Puede sentarse y levantarse de la silla sin ayuda?

¿Usa un andador o bastón?

¿Se ha caído recientemente? ¿Cuántas veces en los últimos tres meses?

¿Deambula por la casa durante el día? ¿De noche?

¿Alguna vez deambuló fuera de la casa?

¿Cómo pasa el día?

¿Cómo se encuentra su memoria reciente? ¿Puede recordar qué comió en el desayuno?

¿Puede contar qué hizo el día anterior?

¿Cómo se encuentra su memoria de largo plazo?

¿Hay cosas que la perturben especialmente?

¿Qué estrategia de comunicación funciona mejor?

¿Tiene dificultades para escuchar?

¿Tiene deteriorada su vista?

¿Ha mostrado signos de incontinencia?

¿Duerme toda la noche?

¿Tiene buen apetito? ¿Necesita tiempo extra para comer?

¿Ha perdido peso en los últimos seis meses?

Una Lección para Hacer las Preguntas Correctas

Hace muchos años, Kate y yo estuvimos discutiendo durante cuarenta minutos las condiciones de su mamá antes de seguir adelante con el recorrido formal por la residencia de vivienda asistida. A los setenta y ocho años, la mamá de Kate, Iris, vivía en su casa y tenía a una cuidadora para todos los días desde las siete de la mañana hasta las siete de la tarde. Las otras doce horas, Kate personalmente se hacía cargo, pero la responsabilidad le estaba costando caro. "Aun con medicación, mi presión arterial está fuera de control. Mi médico dice que si no hago algo pronto, terminaré rendida."

Según Kate, su madre usaba un andador, se sentaba en una silla y se paraba sin ayuda, y "era más continente que incontinente." Aunque su memoria reciente estaba empezando a ser un problema, ella solo era reiterativa de vez en cuando. Parecía que Iris calificaba para una residencia de vivienda asistida.

Al día siguiente, Kate trajo a Iris a conocer nuestra residencia. Cuando me acerqué a saludarlas, Kate estaba tratando infructuosamente de maniobrar con su mamá para sacarla del asiento trasero. Como Iris parecía inestable para estar de pie, le trajimos una silla de ruedas. Mientras recorríamos las habitaciones, Iris tomó mi mano y dijo, "Estoy tan feliz de verte otra vez; disfrutamos un encantador almuerzo la semana pasada." Le pregunté a Kate si pensaba que yo le recordaba a alguien. "No que yo sepa," respondió. "Mamá no ha salido de casa por años."

Más tarde, fue evidente que Iris había ensuciado sus ropas. Cuando el personal trató de ayudarla, insistió en que estaba bien y comenzó a quitarse la ropa en medio del pasillo.

Esta no era la mujer de la que habíamos hablado con Kate. Era evidente que Iris requería un plan de cuidados diferente al que habíamos contemplado. Como administradora, es mi responsabilidad ayudar a las familias a reconocer sus negaciones y señalar con precisión las reales necesidades médicas y emocionales de sus padres.

Su Responsabilidad en la Entrevista

Una buena investigación establece una base sólida de comunicación. Hay por el contrario excelentes libros sobre cuidados a largo plazo que recomiendan ser "discretos" acerca de la verdadera condición de sus padres, por miedo a que la residencia los rechace. No estoy de acuerdo con este pensamiento. Como cuidadora, su responsabilidad es describir las actuales necesidades de sus padres tan clara y completamente como pueda. Una administradora necesita conocer las necesidades sociales y de salud de sus padres *desde la entrevista*. Cualquier detalle que usted comparta ayudará a determinar el nivel de cuidado correcto. Por ejemplo, algunas familias han sido lo suficientemente francas para revelarme lo siguiente:

"A Mamá no le gustará ninguna comida que le sirvas. He tratado con todo."

"Papá no será feliz en ningún lugar. No está feliz en casa, y probablemente no esté feliz acá."

"Mamá puede ser difícil para bañarla. Siempre temí el día que tuviera que ayudar a su cuidadora."

Un Comportamiento Difícil Requiere un Plan Especial

Cuando las familias confían sus problemas, la residencia puede diseñar un plan de cuidado individualizado. No comentar problemas de comportamiento puede producir una ubicación inapropiada, y puede encontrarse buscando residencias nuevamente, comenzando con todo el proceso nuevamente.

Sarah. Durante una entrevista, Sarah mencionó que su madre tenía "problemas de vocalización." Curiosa por la terminología, le pregunté si esto significaba gritar y vociferar, y Sarah renuentemente confirmó mis sospechas. Cuando le pregunté cuantas veces al día, Sarah balbuceó, "Bueno, no muchas…"

Continuando con el tema, pregunté, "Sarah, en un período de veinticuatro horas, ¿con qué frecuencia grita o vocifera tu mamá?"

Dudando, finalmente respondió, "alrededor de la mitad del día." La mamá de Sarah necesitaría un plan de cuidado especial.

Julie. Aun antes de presentarse por teléfono, declaró, "Mi padre muerde, rasguña y grita cada vez que lo tocas, por lo tanto antes de ir a ver la residencia, quiero saber si ustedes pueden cuidarlo."

Cuando Julie llegó a mi oficina una hora más tarde, pude ver que tenía rasguños en su cara y sus brazos. "Papá ha estado haciéndomelo a mí y a su cuidadora por semanas," explicó. "Entonces ayer, se resbaló de su silla y se quebró la pierna. Cuando fuimos a la sala de emergencia, el médico solo le puso una abrazadera, me dijo que mi padre no era candidato para una cirugía, y nos mandó a casa." Julie hizo una pausa para componerse. "Ahora está totalmente inmanejable. Grita cada vez que tratamos de moverlo o cambiarle el pañal. La medicación para el dolor tampoco está ayudando." Se recostó en la silla. "Me rindo," sollozó.

Para cuando el padre de Julie llegó a nuestro hogar de ancianos, habíamos consultado a su médico y habíamos diseñado un plan de cuidado personalizado. Implementamos una nueva estrategia para manejar el dolor con una pequeña dosis de medicación ansiolítica. Cuando estuvo instalado, el personal fue advertido sobre posibles arranques de violencia física. Cuanto mejor es la comunicación durante la entrevista, mayores son las posibilidades de una exitosa experiencia de cuidados a largo plazo.

Deambular

Una vez, habiendo admitido sin saber a una residente que deambulaba, fui tardíamente informada por su hija, "Bueno, Mamá nunca deambuló en casa porque Papá puso cerraduras especiales en todas las puertas. No sabíamos que lo haría acá." El residente que deambula necesita un entorno protegido y planeado donde pueda andar sin que se convierta en un peligro para él. Si su padre o madre deambula, asegúrese de que la residencia que elija ofrezca este nivel de cuidado.

Pautas Especiales para Comer

Libby, una residente de ochenta y nueve años, no tenía problemas para comer sola, pero podía llevarle más de una hora terminar con su comida. Dado que el personal había sido advertido sobre su forma especial de comer, sabía que no debía apurarla o levantarle equivocadamente su bandeja cuando ella apoyaba el tenedor para descansar. Si su padre necesita ayuda para comer o si le lleva más de cuarenta y cinco minutos terminar, pregunte a la administradora si el personal tiene este tiempo para alimentar a su padre. Algunas familias organizan sus visitas durante el horario de las comidas para ayudarlos a alimentarse, mientras que otras contratan acompañantes privados que los asisten en el almuerzo o la cena.

Niveles de Sociabilidad

Antes de que sus necesidades de salud cambiaran ¿su madre era una persona sociable que disfrutaba de estar acompañada? Hay una gran posibilidad de que una persona anteriormente sociable disfrute de estar nuevamente relacionada. El director de actividades revisará el calendario con la residente y la invitará a participar en actividades diarias específicas.

Si, por el contrario, su madre ha preferido estar sola la mayor parte de su vida, entonces nuestro personal le hará propuestas más lentamente. A veces es un éxito lograr que el residente vaya al salón de actividades para tomar café y comer dulces. Tanto como pueda, la residencia debería tratar de adaptarse a los niveles individuales de sociabilidad.

Su Padre Antes; Su Padre Ahora

"Mamá era tan inteligente," decía Wendy. "Todos acudían a ella para pedirle consejos. Siempre estuve orgullosa de decir que esa mujer hermosa era mi mamá."

"Papá siempre trataba a todos en forma justa y cabal," decía Burt. "Deberías haberlo conocido cuando era el jefe de aquella gran imprenta. Todos sus tipógrafos lo respetaban. Él es la razón por la que fui exitoso en mi propio negocio."

Porque explicar que un padre tiene problemas de comportamiento puede sentirse como una traición, frecuentemente las familias empiezan su conversación contándome las fortalezas de su padre en el pasado para hacerme ver que estaré cuidando a alguien especial. "Lamento no haber conocido a la persona que me estás describiendo," respondo, "pero con tu ayuda, conoceré cómo es tu padre ahora. Eso es importante para mí y para el personal."

Cuando observo la angustia de una familia mientras describe las dificultades de comportamiento de su padre, quiero interrumpir la conversación, inclinarme hacia adelante, y decir, "mi papá era así, también," o "el comportamiento de mi mamá era bastante indigno a veces. Por favor no se preocupen porque puedan horrorizarme."

Es duro contar que su padre debe ser alimentado, o que se saca comida de su boca a medio masticar, con dudas de qué hacer después. No es fácil compartir que su madre está experimentando frecuentes problemas con sus intestinos y su vejiga. Si su padre necesita ayuda para vestirse, comer o arreglarse ofrece esta información. Si él deambula, sufre de ansiedad, se rehúsa a bañarse, o abusa verbal y/o físicamente, dígalo. Estas cosas pueden manejarse, pero deben tomarse los recaudos para que el personal esté preparado.

¿Cómo Se Siente Respecto a Su Visita?

La resolución de problemas en el cuidado de su padre o madre y su bienestar comienza en la entrevista formal, y una buena administradora le ayudará a decidir si esa es la residencia correcta para su padre. Mientras hablaba con la administradora, ¿tuvo la impresión de que ella estaría disponible después de la admisión de su padre cuando tuviera preguntas o inquietudes? ¿Parecía estar realmente interesada en su padre? ¿Le hicieron las preguntas correctas? ¿Tuvo tiempo de escuchar su historia? ¿O solo repetía, "No se preocupe, podemos cuidar de eso"?

¿Pudo reunirse con la directora de enfermería? Como supervisora del plan de cuidado médico de su padre o madre, ella será la que mejor conozca los requerimientos de medicación diaria de él o ella. Si le dicen que está ocupada, pida saludarla por solo un minuto. Si no es accesible ahora, ¿lo será cuando la necesite?

Confiar es un camino de dos manos. Como administradora, creo que es importante para una familia sentirse cómoda conmigo. Es igualmente importante que yo me sienta cómoda con la familia. En muchos casos, la admisión de un padre en un hogar de ancianos es el comienzo de una relación que durará por muchos años. Juntos, usted y el personal conducirán a su padre o madre a través de sus últimos años, a través de días tranquilos y a través de días complicados. Tomarse el tiempo para hacer una indagación exhaustiva asegurará que el proceso tenga lugar en paz y de una manera sostenida.

"Desearía haber traído la grabadora," suspiró Tony. "Desde que tengo setenta y ocho años, mi memoria no es lo que acostumbraba ser. No tenía idea de que fuera necesario conocer tantas cosas antes de mudar a mi madre a un hogar de ancianos."

Las reubicaciones de cualquier tipo requieren planificación, tiempo y perseverancia. Lo que siguen son puntos adicionales de información necesaria antes de la fecha real de mudanza. Comprender el desafío del nuevo entorno ayudará a facilitar el proceso.

1. La mejor hora de admisión
2. El médico tratante
3. El podólogo
4. Cuidado dental
5. El uso de Sujeciones
6. La política de pañales
7. Uso de sondas

8. Horario de visitas
9. El sistema de salón de belleza
10. El guardarropa del residente
11. El sistema de lavandería
12. La política de propinas
13. Dejar dinero en efectivo para su padre o madre
14. Solicitud de medicación
15. Audífonos y dentaduras
16. Desarrollo de un plan de juego cooperativo

1. La Mejor Hora de Admisión: *No* de Noche, *No* en Fin de Semana

"Nunca he vivido algo como esto," empezó un exasperado Ryan. Su tío Stephen había sido derivado desde el hospital a un hogar de ancianos después de habérsele diagnosticado un tumor cerebral. "¡Esperé *doce horas* en el hospital el viernes! El médico no firmó la orden del alta hasta las tres de la tarde. Después la enfermera nos explicó que tendríamos que esperar la ambulancia porque la compañía estaba sobrepasada de solicitudes. ¿A qué hora piensa que llegamos finalmente?" Antes de que pudiera contestar, exclamó, *"¡Diez y media de la noche!"* Para esa hora, el tío Stephen estaba dolorido pero no podían darle ninguna medicación hasta que no contactaran al médico tratante asignado a él. El nuevo muchacho no respondió el llamado del hogar de ancianos hasta el sábado a la mañana. Para empeorar las cosas, mi tío necesitaba un colchón de aire especial por su piel delicada, y nadie podía entregar uno hasta el lunes. No había nadie en administración que nos ayudara a resolver estos problemas. Pobre tío Stephen ha sufrido innecesariamente por tres días. ¡Stella, ayúdame a sacarlo de ahí!"

Cada nuevo arribo a un hogar de ancianos debería ser hecho de modo de que haya un sentimiento de bienvenida, de tratamiento especial y seguro. Sin embargo, parece haber un completo descuido por el tiempo y el bienestar del paciente cuando el hospital deriva a un establecimiento de cuidados a largo plazo. *Ningún hogar de ancianos está preparado para llevar a cabo una admisión después de las seis de la tarde.* Es poco probable que una administradora esté allí para ayudarlo a sobrellevar el proceso. La directora de enfermería no estará presente para determinar las necesidades médicas y emocionales de su padre. En la admisión, se requiere la asistencia del médico tratante para verificar las órdenes médicas del paciente, pero después de las seis de la tarde habrá que llamarlo. Hasta que no haya verificado las prescripciones, la farmacia no podrá entregar los medicamentos.

El proceso de admisión es todo un arte. Después de treinta y siete años de experiencia en hogares de ancianos, puedo testificar que admitir a un residente a la noche, o durante el fin de semana, o un feriado es el principio del desastre, y no lo recomiendo. Mi prudencia frecuentemente desaparece al enfrentar a los planificadores de altas de los hospitales locales, *porque la primera preocupación debería ser la felicidad y bienestar de los residentes.*

Si surgen preguntas durante el proceso de reubicación—y aparecerán—las personas mejor preparadas para responderlas están usualmente disponibles de lunes a viernes. Por supuesto, un hogar de ancianos debería funcionar normalmente durante los sábados y domingos, pero el proceso de admisión es especial, y requiere de la experiencia de un administrador y un director de enfermería. Cuando ellos están involucrados, pueden calmar la ansiedad y las preocupaciones de la familia, haciendo la admisión más llevadera y fácil para todos. Incluso una admisión el viernes a la mañana no le da al residente y a la familia tiempo para orientarse en lo que es originalmente un entorno desconocido. Ni le da al personal tiempo de crear e implementar un plan de cuidado individualizado, lo que es de suma importancia para el bienestar y la seguridad del residente.

Si un residente está siendo derivado desde su hogar o desde una residencia de vivienda asistida, la mejor opción para una admisión exitosa será tarde en la mañana o temprano en la tarde entre el lunes y el jueves. Esto es porque el turno diurno tiene la flexibilidad para concentrarse en la bienvenida del nuevo residente y su familia. Pregunte acerca del protocolo de admisión de la residencia. Si no forma parte de su proceso de admisión destinar un miembro del personal para la bienvenida, pregunte si alguien puede salir e ir hasta el auto o la ambulancia y darle la bienvenida a su padre o madre. Si llega alrededor de las tres de la tarde, tenga en mente que es la hora en la que el personal transmite información pertinente de un turno al otro y no están disponibles para involucrarse activamente en una admisión por alrededor de media hora. Durante el turno que va desde las tres de la tarde hasta las once, los miembros del personal que dan la "bienvenida" no estarán en sus puestos. El pequeño grupo de personal se esforzará para poder darle a su padre o madre la bienvenida que merece.

Una vez que el plan de cuidado para su padre o madre está establecido, todavía falta una curva de aprendizaje para el residente, la familia y el personal. Las primeras horas y días son los más críticos. ¿Cuándo es el mejor momento para la admisión? No a la noche. No durante el fin de semana. Preferiblemente, tampoco durante un cambio de turno.

2. El Médico Tratante

Para los hogares de ancianos, cada estado requiere que el médico tratante vea al residente cierta cantidad de días después de la admisión. En California, por ejemplo, el residente debe ser visto dentro de las setenta y dos horas y luego una vez por mes. A la residencia misma, los inspectores del gobierno le pueden señalar una "deficiencia" si el médico no visita al residente en los tiempos correctos. Pregúntele al médico tratante de su padre si puede visitarlo todos los meses en el hogar de ancianos. Según mi experiencia, la mayoría de los médicos tratantes no pueden tomar el compromiso. Si el médico de su padre no puede hacerlo, pregunte en el establecimiento si tienen a alguien para recomendarle. Asegúrese de preguntar lo siguiente sobre el nuevo médico:

- ¿Este médico responde las llamadas en el día? La administradora o la directora de enfermería tendrá esa información. ¿El médico habla con la familia cuando hay decisiones que tomar? (Elija un miembro de la familia para que actúe como vocero; es más fácil para ambos, el médico y la familia.)

- ¿Qué tan cómodo se siente el nuevo médico siguiendo las directivas establecidas en el poder notarial durable de su padre o madre para el cuidado de la salud? Asegúrese que respalde el cuidado paliativo o de hospicio, si esa es la elección de su padre o madre.

3. El Podólogo

Con la edad, las uñas de los pies se vuelven gruesas, estriadas y quebrantables, lo que convierte su arreglo en un desafío. La piel que rodea el lecho de la uña se magulla o se corta fácilmente. Dado que la mayoría de los ancianos son propensos a tener mala circulación sanguínea, estas heridas en los pies pueden tardar mucho tiempo en sanar. Para los diabéticos, aun una pequeña lastimadura puede ser muy dolorosa y resultar en una infección.

Todas las residencias tienen un contrato con un podólogo, y un turno con su padre cada sesenta días está cubierto por Medicare. Asegúrese de que su padre o madre esté en la lista para ser atendido por este profesional. Los beneficiarios de HMO solo pueden ser vistos por el podólogo aprobado por HMO, quien difícilmente hace visitas en los hogares de ancianos. Por esto, las familias HMO eligen frecuentemente pagar en forma privada al podólogo de la residencia.

4. Cuidado Dental

Cada hogar de ancianos tiene un contrato con el dentista local para el cuidado de rutina y las emergencias. Otra vez, asegúrese de que su padre o madre esté en la lista para una evaluación poco tiempo después de haber sido admitido y luego aproximadamente cada seis meses. El cuidado dental no es un servicio cubierto por Medicare.

5. El Uso de Sujeciones

El uso de sujeciones, ya sean físicas o químicas, es un tema de gran carga emocional para las familias y para los proveedores de cuidados de la salud. Dado que cada establecimiento tendrá su propia filosofía, pide una explicación clara al respecto.

Sujeciones físicas. No es poco común que las familias digan, "Correremos el riesgo de que Mamá se caiga—pero de ninguna forma queremos sujeciones para ella." Usar sujeciones o no, debería ser una decisión de la familia. Las residencias no están autorizadas a usar sujeciones arbitrariamente por conveniencia del personal. Antes de

que una sujeción se implemente, un equipo interdisciplinario debería fijar los temas de seguridad. Por ejemplo, pueden encontrar que su padre corre un alto riesgo de caer por su marcha inestable, vista deteriorada o discernimiento disminuido. Si ellos recomiendan un cinturón de seguridad o un "compañero de falda," se requiere la orden de un médico y el permiso del residente o de su familia. A la familia se le hará firmar un formulario reconociendo que han sido advertidos de la recomendación y que ellos aceptarán o rechazarán la propuesta. Si la rechazan, la residencia no podrá usar las sujeciones. Si usted siente que la sujeción ya no es necesaria, pida al personal que deje de usarla.

Sujeciones químicas. Se ha escrito mucho sobre el abuso de medicación ansiolítica, antidepresiva, tranquilizantes y psicofármacos. Exhortaciones para "no drogar a su padre," y advertencias sobre que "las drogas cambiarán la personalidad de su padre" frecuentemente impiden que las familias consideren los beneficios de la intervención química. Sin embargo, si su padre demuestra un comportamiento perturbado o tiene arranques de violencia física, su vida está lejos de ser pacífica. Puede ser inhumano no usar sujeciones químicas si en realidad reducen la ira, el miedo, la depresión, la paranoia o la agitación que está experimentando un residente.

Dado que la dosis y la duración difiere de persona a persona, la práctica médica media es "comenzar lentamente y con poco." La evaluación de un psiquiatra geriátrico o de un médico con experiencia en cuidados a ancianos debería preceder el uso de cualquier sujeción química.

Alan, Dan y Gina. "No tengo problemas con que se usen psicofármacos con Papá," explicó Dan, respecto de su padre de ochenta y nueve años, Alan. "Papá creía que mi madre estaba teniendo una historia amorosa con el farmacéutico local. Cada vez que ella iba a la farmacia, él se enojaba. Cuando su doctor le recetó medicación ansiolítica, mi hermana Gina se negó de plano a usar 'medicamentos que alteren la mente,' como ella los llamaba. Insistía, 'No está loco, Danny. Solo está un poco confundido a veces.' Pero la fantasía de Papá empeoraba. Aun cuando Mamá estaba allí en la habitación, se lamentaba de que ella estuviese en New York con el farmacéutico por el fin de semana. No la reconocía y se negaba a creer cualquier cosa que le dijéramos. Mi padre estaba triste, y todo lo que mi hermana podía decir era, 'trata de razonar con él. Esto pasará.'

"Una mañana a las cinco de la mañana, Mamá me llamó llorando," continuó Dan. 'Tu padre está convencido de que hay cucarachas saliendo de la tina, y está tratando de matarlas con aerosol contra insectos. ¡Danny, no hay cucarachas y no puedo llevarlo de vuelta a la cama!'

"Al día siguiente, acompañé a Papá y Mamá a ver a un psiquiatra geriátrico que nos había recomendado su médico. El psiquiatra nos prescribió algunos exámenes de laboratorio y un MRI y le recetó a Papá una pequeña dosis de un antidepresivo junto con una medicación ansiolítica. 'A tu hermana no le va a gustar esto,' murmuró Mamá mientras volvíamos a casa.

"Cuando el médico nos preguntó cómo seguía Papá una semana más tarde, Mamá respondió que los insectos imaginarios todavía lo estaban asustando. El doctor aumentó la medicación. Durante la semana siguiente," continuó Dan, "la conducta de Papá comenzó a mejorar. Hasta Gina admitió que la vida estaba más tranquila. Los insectos desaparecieron, y los episodios de ira repentinos decrecieron."

"Realmente le hice pasar un mal momento a Dan," confesó Gina más tarde. "Los psicofármacos son un tema tan delicado. Debería haber escuchado más y dar menos indicaciones. Estos medicamentos han sido un salvavidas para todos nosotros."

6. La Política de Pañales

Aproximadamente el sesenta por ciento de los residentes de un establecimiento de cuidados a largo plazo sufre de incontinencia urinaria. Cada residente debería ser revisado cada dos horas por el personal de enfermería, y cambiado si fuera necesario. Este esquema debería mantenerse durante las veinticuatro horas del día.

Hay pañales desechables disponibles que supuestamente pueden cambiarse hasta cada doce horas; de todos modos, el nivel de incomodidad, pérdida de dignidad, y riesgo de infección hace que estos pañales sean inaceptables. Revise con el administrador el sistema de pañales que usan en la residencia.

7. El Uso de Sondas

Una sonda es un tubo estéril que se inserta a través de la uretra dentro de la vejiga y que drena la orina hacia un contenedor plástico. Este dispositivo debería ser usado solo para problemas fisiológicos específicos como una próstata agrandada, cáncer de vejiga o retención urinaria. Las sondas pueden ser un beneficio muy grande cuando son necesarias pero suponen un alto riesgo de infección. Además, pueden ser incómodas, obstruirse o causar dolor. Si su padre es admitido desde el hospital con una sonda, pregúntele al director de enfermería si todavía es necesaria y cuándo puede quitarse. Una sonda no debería nunca ser usada solo porque el residente es incontinente, está postrado o está en una silla de ruedas.

8. Horarios de Visita

Cada establecimiento publica sus horarios de visita—generalmente entre las diez de la mañana y las siete de la tarde. Si su familia tiene necesidades especiales, ¿qué tan flexible es el horario? Aun cuando para Bernadette el viaje hasta el centro de Los Ángeles es muy complicado, ella pasa un momento todas las mañanas a las siete a hacer una visita rápida a su mamá de cien años de edad. Ella dice, "sé que no se da cuenta de que estoy aquí, pero yo sé que estoy." ¿La residencia que está considerando puede adaptarse a usted? Si su padre o madre está severamente enfermo, podría visitarlo las veinticuatro horas del día.

9. El Sistema del Salón de Belleza

Si la residencia tiene un salón de belleza en su predio, encontrará que es un lugar muy ocupado. La cosmetóloga y la manicurista pueden ser empleadas de la residencia o trabajadoras independientes contratadas. Pregúntele al administrador si se les paga en el momento de la visita o si el cargo se suma a la cuenta mensual. ¿Cómo se maneja el tema de las propinas? ¿Se recomienda tomar turnos fijos o se deberían solicitar cuando se los necesita? ¿El personal se ocupará de que su madre llegue a tiempo? Hacer estas preguntas por anticipado puede eliminar algunos malentendidos en el futuro.

10. El Guardarropa del Residente

Lleve ropa que su padre o madre actualmente prefiera usar durante el día en casa. Tenga en mente que será lavada en agua más caliente que la que usa en su casa, por lo tanto la ropa que no se plancha es la mejor. No es recomendable la ropa que requiere limpieza en seco. Las prendas de vestir con broches son mucho mejores que aquéllas con cierres o botones. En los hogares de ancianos, las sudaderas son lo más cómodo para vestir y lo más fácil para poner y sacar. Su padre debería tener por lo menos ropa para diez días.

¿La residencia se encargará de ponerle nombre a la ropa de su padre? Revise el guardarropa cada tanto para ver si hay necesidad de remarcar el nombre. Puede ser que el marcador de la lavandería sea "indeleble," pero cuando los nombres empalidecen luego de varios lavados en agua caliente, las prendas terminan en el ropero equivocado.

11. El Sistema de Lavandería

¿Puede hacer el lavado de la ropa de su padre si lo prefiere? ¿Con qué frecuencia debería irla a buscar? ¿Quién provee el canasto? Si su padre tiene incontinencia fecal y urinaria, permita que la residencia sea responsable de todo el lavado. La ropa manchada sucia puesta en un canasto puede causar olores desagradables que se difunden por el área. Debe ser retirada del cuarto tan pronto como se cambia al residente.

En lavanderías institucionales, habrá ropa mal ubicada y errores en la distribución. Dado que las pequeñas prendas como las medias y la ropa interior son difíciles de rastrear, un personal cooperativo hará el esfuerzo de buscarlo por todos lados revisando en las habitaciones. (Si descubre que la lavandería es su mayor preocupación, ¡Probablemente esté en una buena residencia!)

12. La Política de Propinas

Algunos libros recomiendan dar propinas al personal. Yo no estoy de acuerdo. Cuando las familias descubren que una asistente de enfermería desarrolló una relación con su familiar, es normal que quiera agradecerle a esa persona con un regalo monetario. Muy probablemente crean que dándole una propina están garantizando que ese asistente de enfermería mantendrá su vista sobre el familiar. Sin embargo, esta actitud puede lastimar los sentimientos de los que no recibieron esa propina, lo que no es ciertamente su intención. Las familias tienden a dar propinas solo al personal que ven. Muchas de las personas que cuidan a su padre o madre están detrás de escena: el turno de la noche, el personal de cocina, ama de llaves y el personal de mantenimiento.

Frecuentemente me preguntan cómo pueden mostrar aprecio al personal. Hace muchos años, establecimos una Fundación Navideña de Empleados. Las donaciones eran recolectadas de las familias y luego divididas en partes iguales entre todo el personal. Si usted quiere expresar su agradecimiento durante el año, siempre se disfrutará de galletas, palomitas de maíz o pizza para cada uno de los turnos.

Si hay una política de propinas, respétela. Piense antes de poner en una situación incómoda a un miembro del personal. Nuestro personal sabe que aceptar una propina puede ser causa de despido.

13. Dejar Dinero en Efectivo para Su Padre o Madre

Para muchos residentes, tener su propio dinero representa libertad e independencia. Pueden dejar dinero sobre la mesa no porque lo necesiten, sino porque les gusta saber que está allí.

Suzanne le dio a su madre $50 que terminaron extraviados prontamente. Para cuando los encontramos en la punta del zapato de su madre, las relaciones de confianza habían sido penosamente dañadas. Suzanne perdió la fe en el personal por un tiempo, el personal se sentía incómodo aun cuando no se le acusaba. Cuando le pregunté a Suzanne por qué le había dado a su madre tanto efectivo, me respondió, "Mamá me lo pidió. Sé que debería haber usado mi sentido común."

Si su padre o madre ha experimentado falta de memoria, no deje dinero en su habitación. En la oficina del administrador puede dejarse una pequeña cantidad de dinero para usar en caso de necesidad. Esto evita poner al personal en una situación de tentación o de sospechas injustas. Aliento a los residentes a que tengan consigo solo $10. Aun así, tenga en cuenta, que pueden extraviarse.

14. Solicitud de Medicación

Si conoce la política de solicitud de prescripciones antes de que su padre o madre ingrese, será una cosa menos de que ocuparse el día de la admisión. Dejar que la residencia ordene los medicamentos será más fácil. De acuerdo con las leyes del estado, usted tiene derecho a usar su farmacia habitual para proveerle de los medicamentos, pero será el responsable de cumplir con las regulaciones farmacéuticas de su estado. Las reglas pueden ser confusas. Por ejemplo, en California, toda la medicación que recibimos debe estar rotulada con el nombre específico del paciente, el nombre del médico, el número de píldoras entregadas, el nombre y grado de concentración del medicamento, fecha de vencimiento, e indicaciones exactas. Dado que las leyes varían de estado a estado, pídale a la residencia que haya elegido que le explique las regulaciones.

Si decide proveer usted mismo los medicamentos, descubra quién es el responsable de ordenar y repetir la medicación en el establecimiento. *Semanalmente,* pregúntele a esta persona, "¿Papá necesita repetir alguna de sus medicaciones?" Planear con anticipación los pedidos de medicamentos es esencial. Recomiendo tener por lo menos una provisión de cinco días a mano para casos de emergencia. Por ley federal, cada medicamento ordenado para su padre o madre debe estar en el carro de medicamentos de la residencia todo el tiempo. Si usa una farmacia que recibe prescripciones por correo, la entrega puede llevar diez días. Las familias están ocupadas. Solicitan la medicación pero se olvidan de retirarla. O se van de vacaciones. Dado que no es infrecuente que los residentes requieran diez o quince medicamentos diferentes, mantener un stock de cada uno en la residencia puede evitar que un miembro de la familia se sienta agobiado.

En algunos estados, los medicamentos de emergencia, como los antibióticos o las drogas usadas para combatir dolores severos, náuseas, diarreas o agitación, deben estar disponibles en una hora a partir del momento del pedido. Es una regla difícil de cumplir para la mayoría de la gente. Las familias que proveen la medicación de rutina, suelen pedir que la residencia se ocupe de los requerimientos de emergencia.

Si suministra medicación que no requiere prescripción médica, debe entregarla en sus envases originales, sin abrir. Algunos productos como Leche de Magnesio, Tylenol, complejos vitamínicos, calcio, o enemas son más caros si el hogar de ancianos los pide a la farmacia porque le cobrarán un recargo por la entrega. Puede comprarlos al por mayor a precios más económicos. Sin embargo, las regulaciones federales y del estado son otra vez excepcionalmente estrictas. Si el médico prescribe Tylenol para el dolor, y usted trae Tylenol Extra Fuerte, la residencia solo puede aceptarlo si llamando al médico este hace una nueva orden especificando "extra fuerte." Si el médico prescribe un complejo vitamínico, y usted trae un multivitamínico con minerales, otra vez, se requiere una nueva orden. Estas reglas son frustrantes para todos, por lo tanto familiarícese con ellas para evitar sorpresas.

15. Audífonos y Dentaduras: Ahora los Ve... Ahora No los Ve

Colocados y sacados trescientos sesenta y cinco días al año, los audífonos y las dentaduras parecen tener su propia vida. Con frecuencia la oficina recibe un llamado de la cocina, diciendo, "Hay una dentadura en una bandeja. ¿A quién se le perdió?" Los audífonos se caen al suelo y son aplastados. Ponen las dentaduras dentro de las cajas de Kleenex "para guardarlas," y se tiran las cajas por error. Una residente puso su audífono en su zapato. Hemos encontrado estos elementos en el cesto de la basura, en cajas de dulces, flotando en el inodoro, y en el bolsillo de algún residente vecino.

Si su padre no puede sacarse el audífono y colocarlo en su estuche, créame, se perderá. Si se lo deja mientras duerme, puede caer dentro de la ropa de cama, quedar envuelto entre las sábanas y ser enviado a la lavandería. A menudo, los residentes se quitan sus audífonos porque escuchan ruido de fondo, como por ejemplo mucha gente hablando al mismo tiempo. Si su madre tiene demencia y se saca su audífono, le recomendamos que lo devuelva a la estación de enfermería cada vez que finalice su visita. Estoy preparada para escuchar como primera respuesta a este plan, "¡Pero Mamá debería escuchar todo el tiempo!" estoy de acuerdo. De todos modos, los audífonos son caros y el cuidado requiere de flexibilidad. Dejar los audífonos y las baterías en la estación de enfermería significa tenerlos disponibles cuando los necesita. Alguna familias han usado con éxito un amplificador, una pequeña caja negra que cuelga del cuello. Usado con auriculares, amplifica el sonido y funciona como un audífono. Está disponible en Radio Shack.

El extravío de dentaduras es tan común en los hogares de ancianos que debería pedirle a su dentista que grabara el nombre de su padre en ellas. Para residentes con demencia, puede no ser realista que los usen todo el día.

La pérdida de audífonos y dentaduras es una causa frecuente de malos entendidos entre la familia y las residencias. Hable con el personal y lleguen a una solución que funcione.

16. Desarrollo de una Estrategia

Dado que los establecimientos que brindan cuidados son más exitosos cuando las familias y el personal trabajan juntos como un equipo, cree una estrategia para necesidades especiales. Si su madre no puede encender el televisor y ver *La Rueda de la Fortuna,* designe a un miembro de la familia para que llame cada noche a la estación de enfermería y les recuerde que lo enciendan por ella. En un tiempo, descubrirá que el personal se anticipará al llamado y habrá encendido el aparato antes. Una señora pidió que su padre se durmiera todas las noches escuchando su estación de radio de música clásica favorita. Un radio reloj fue nuestra solución.

Algunos requerimientos son difíciles de manejar en forma diaria debido a la rotación del personal, los días libres de los empleados, o a los asistentes de enfermería recién ingresados. Se dan fácilmente algunos malos entendidos y esto puede acarrear tensión entre la familia y el personal. En casos extremos, he visto al personal evitar a miembros de ciertas familias cuyas demandas son poco realistas. Un objetivo de la buena comunicación es entender qué es práctico; el *arte* de una buena comunicación es la negociación y la flexibilidad. Asegúrese de dirigir sus requerimientos o quejas a la persona adecuada. No le lleve sus problemas a una asistente de enfermería o a la ama de llaves. Chequee con la administración de modo que ellos puedan derivarlo a la mejor persona para manejar su requerimiento.

Buenas preguntas llevan a buenas decisiones. Encontrar el centro correcto para su padre o madre no es siempre fácil. Cuando visite las residencias, utilice el proceso de entrevista (ver Capítulo 15) para hacer preguntas bien dirigidas, y evalúe el modo en que son contestadas. La información que reciba, junto con su propia intuición de cómo siente la residencia, lo preparará para tomar una decisión con sentido de control y confianza.

No puede planear todas las eventualidades cuando traslada a su padre a un hogar de ancianos o a una residencia de vivienda asistida. Siempre habrá detalles y decisiones inesperadas. El modo en que el personal responde a sus preocupaciones con soluciones que funcionen establece el tono de una buena cooperación entre familia y personal. Mientras tanto, cuanto más sepa y cuántas más cosas planee con anticipación, más cómoda le resultará la transición.

CPR: EL CONCEPTO MÁS MALENTENDIDO EN EL CUIDADO A LARGO PLAZO

"Stella," me gritó el doctor Hamilton mientras completaba los papeles de admisión para su madre de noventa y dos años, "no entiendo por qué me preguntas si quiero reanimación cardiopulmonar para mi madre. Si se enferma, quiero que se haga todo por ella. Deberías saberlo."

Sentados en mi escritorio esforzándonos con los formularios de admisión, la irritación del Dr. Hamilton era obvia. Durante los últimos veinte años, él había admitido a numerosos residentes en nuestro hogar de ancianos. Pero hoy él era simplemente un hijo luchando con las fuertes emociones que salen a la superficie el día de la admisión.

Dado que la reanimación cardiopulmonar (CPR por *cardiopulmonary resuscitation*) es uno de los temas más malentendidos entre los que discuto con los familiares, no quería revisarlo con un médico, especialmente con el Dr. Hamilton. Pude ver que él, como muchos profesionales que se dedican al cuidado de la salud, no llegaba a entender las implicaciones de la CPR en relación a los ancianos.

"Si Mamá necesita oxígeno, por supuesto quiero que lo tenga," continuó, todavía con cierta agitación.

"¿Ha firmado un poder notarial para cuidados de la salud?" pregunté gentilmente.

"Sí, y yo soy el representante designado," respondió. "No queremos medidas heroicas o agresivas," agregó rápidamente.

"Si el corazón de su mamá se detiene," pregunté amablemente, "¿quiere que intentemos hacerlo funcionar?"

"Stella, si su corazón se detiene, significaría que está muerta. ¿Por qué querría que intentaran hacerlo funcionar?"

"Esa es la razón por la que le pregunté sobre CPR," continué con cautela. "CPR es un método de emergencia que solo puede ser usado si el corazón o la respiración se han detenido. Solo entonces comenzaríamos con la reanimación."

El doctor Hamilton se sentó mirando el formulario frente a él. Después escribió, "No CPR" en negritas y lo subrayó tres veces.

"Debí haberte dejado terminar la explicación del formulario," agregó calmamente. "No estaba pensando. No, Stella, no quiero CPR si el corazón de mi madre se detiene."

Como le recordé al Dr. Hamilton, CPR solo entra en juego una vez que el corazón haya parado y el paciente haya muerto. El estado de salud general del paciente es el factor más importante para determinar la conveniencia del procedimiento. Otro factor es el tiempo que el corazón haya estado detenido. Por ejemplo, si usted ve a su amigo colapsar en un campo de golf y su corazón deja de latir, naturalmente empezaría con la reanimación cardiopulmonar—él era lo suficientemente saludable como para estar en una partida de golf y los esfuerzos de reanimación podrían empezar inmediatamente. De todos modos, esas situaciones raramente se dan en el cuidado a largo plazo. Los residentes están probablemente enfermos y son ancianos, y generalmente son encontrados en la cama, sin signos vitales. Una vez que pasen más de cuatro minutos desde que se detiene el corazón, habrá daños cerebrales.

CPR: Qué Sucede Realmente

Una vez que la reanimación es iniciada, sigue por sí misma. Si se encuentra a su madre sin latidos en el corazón, el personal ubicará a su madre sobre el piso o deslizará una tabla debajo de ella porque necesitan una superficie dura. Entonces, un enfermero comenzará a darle masajes externos en el corazón, movimientos de bombeo, vigorosos y fuertes. Al mismo tiempo otro enfermero le practicará respiración boca a boca. La fuerza del procedimiento a veces causa hematomas severos o fractura a las costillas, lo cual en algunos casos puede perforar los pulmones y dañar el hígado.

Tan pronto como los enfermeros inician la CPR, se requiere que el personal llame al 911. Los paramédicos transportarán a su madre en ambulancia hasta la sala de emergencias, donde se hará todo lo posible por resucitar a su madre. A menos que haya requerido previamente un "No CPR," es la responsabilidad del hogar de ancianos, los paramédicos y el hospital, mantener viva a su madre.

La sala de emergencias puede tratar de desfibrilarla con descargas eléctricas. Probablemente será conectada a un respirador que la ayude a respirar. Después que se haya estabilizado, será transferida a terapia intensiva donde le será conectada una intravenosa con múltiples medicaciones.

Muchos de los que sobreviven a estas circunstancias mueren a las pocas horas o días. Para los pacientes ancianos o muy enfermos, la supervivencia real a un alta hospitalaria es menor al cinco por ciento.

Las familias me preguntan frecuentemente: "¿Qué pasa si mi mamá necesita oxígeno? ¿Qué pasa si está ahogando? No quiero que sufra." Por favor tenga presente, si el corazón de su madre está latiendo, recibirá oxígeno y toda la medicación que necesite para su bienestar, y se notificará a su médico.

LA DOCUMENTACIÓN PARA CPR

Las órdenes para "No CPR" se refieren *solo* a la reanimación cardiopulmonar y no a otros tratamientos tales como los que se usan para el dolor o para la dificultad respiratoria. Otros nombres para órdenes que restringen la resucitación son No Resucitar (DNR por *Do Not Resuscitate*) y "sin código" (*No Code*—usado en hospitales). En un hogar de ancianos, los formularios CPR deben ser discutidos durante el ingreso. Si el residente o la familia se deciden en contra de la reanimación, la familia firma un formulario que establece "No CPR." El doctor después firma también el formulario y escribe una orden en el registro del residente.

También en las residencias de vivienda asistida, los formularios de DNR deberían ser discutidos durante el proceso de ingreso. Una directriz anticipada no es suficiente para los paramédicos. Después que su padre o madre (o familiar) y el médico hayan firmado el formulario, se lo incorpora al expediente de su padre o madre. Si ve que su salud declina mientras está en una residencia de vivienda asistida, ayudaría que charlara con el administrador para poner el formulario de DNR sobre la pared junto a la puerta de la habitación de su padre, con el mensaje "Para Paramédicos." Esto les da aviso y autorización legal al personal y a los paramédicos para no practicar CPR. Si este formulario faltara, el personal médico siempre procederá a la reanimación.

Las leyes relativas a la documentación de DNR varían de estado en estado. Puede obtener formularios oficiales preimpresos a través del estado o la asociación médica del condado, colegio de abogados o la Agencia sobre Asuntos de la Vejez *(Agency on Aging)* de la zona.

Los Profesionales del Cuidado de la Salud Tienen una Responsabilidad

El personal de admisiones está requerido a preguntar, "¿Quiere CPR para su padre?" Esta pregunta es engañosa sin querer; lleva a creer que CPR puede ofrecer un beneficio real. De este modo, la familia puede verse obligada a requerir CPR. Por otro lado, firmar un formulario de No Resucitar puede dejar a la familia un sentimiento de culpa y descuido. Como una hija me dijo, "siento como si dijera, 'dale, sigue adelante y deja que mi madre muera.' "

CPR es un tratamiento intenso, indignante con una alta probabilidad de prolongar el sufrimiento. Creo que la admisión de la residencia tiene la responsabilidad profesional de repasar y explicar las implicaciones exactas de la CPR. Cuando se conocen los deseos de su padre o madre, tener un DNR en su lugar implica que no tendrá que tomar ninguna decisión crítica cuando no está emocionalmente preparado; significa que ha aceptado que su padre o madre puede morir de muerte natural y que no desea prolongar su vida artificialmente, sino que quiere permitirle vivir dignamente el último momento de su vida.

18 🌙 LAS PRIMERAS VEINTICUATRO HORAS

El día de ingreso a un hogar de ancianos puede ser altamente emocional para ambos, tanto para usted como para su padre o madre. Aun cuando la decisión ya está tomada, las siguientes dudas pueden surgir:

> *"¿Por qué tenemos que hacer esta mudanza?"*
> *"¿Estoy haciendo realmente lo correcto?"*
> *"¿Cómo puedo dejarla aquí?"*
> *"¿Qué hago si se niega a quedarse?"*
> *"¿Me perdonará?"*
> *"¿Qué pasa si no le gusta la comida?"*
> *"¿Entenderá el personal cómo cuidarla?"*

Puede también descubrir que tiene el sentimiento más difícil de entender—alivio. ("Gracias a Dios ya no soy totalmente responsable de Mamá. Finalmente tendré algo de tiempo para mí.") Cuando los cuidadores sienten alivio del cuidado diario de sus padres, ellos a menudo se

Las Primeras Veinticuatro Horas

sienten culpables precisamente *por* sentirlo. Esta mezcla de emociones es una parte normal de la mudanza de su padre o madre. Extrañamente, hablar de su sentimiento de culpa está socialmente aceptado, pero expresar su alivio no. Parece que sintiéramos que para que la mudanza sea una decisión correcta, tiene que ser beneficiosa solo para su padre o madre; si también lo beneficia, quizás se trate de una motivación egoísta. Busque alguien de confianza, preferiblemente alguien que haya experimentado lo mismo, y confíele sus sentimientos. Puede seguir sintiéndose culpable de no poder darle a su madre o padre el cuidado que necesita, pero como acepta que la decisión verdaderamente fue tomada para su beneficio, la culpa que siente por su alivio desaparecerá.

Angie y Su Madre

"¿Soy egoísta por querer retomar mi vida?" preguntó Angie mientras tomábamos café en mi oficina. "He estado temiendo este día. En sentido práctico, sé que era necesario mudar a Mamá –ya no puedo darle el cuidado que necesita—pero dejarla ahora me asusta. Está consciente como para darse cuenta que no está en casa. Estaba empezando a sentir control sobre la situación. Ahora, están volviendo todas mis culpas y mis dudas."

"Parece que el ingreso al centro no presentó problemas," le comenté.

"Así es," aseguró vacilando. "Seguí tus recomendaciones. Ayer, vine a llenar los formularios por adelantado. Mientras estaba aquí, colgué los cuadros favoritos de Mamá y coloqué su cubrecama. Hoy, como me anticipaste, Precious y Kimo, tus dos perritos, salieron corriendo a reunirse con ella mientras bajaba del auto. Eso rompió la tensión; ella ama los perros. Odié tener que dejarla tan pronto, pero debía ir a trabajar."

189

Di la vuelta al escritorio para sentarme al lado de Angie. "¿Le dijiste adiós a tu mamá antes de irte?"

"No," suspiró Angie, "simplemente me escabullí de la habitación y no volví. No quería empeorar las cosas, y ella probablemente se olvidará de que no la he saludado de todos modos." Registrando mi mirada, Angie movió sus manos en el aire y exclamó, "OK… ¿Quieres que vuelva y le diga adiós, verdad? Stella, no quiero ponerla triste."

"Angie," sonreí. "Todo lo que me has confiado son reacciones normales, naturales. Querer recuperar tu vida no es egoísta. Ten un poco de compasión por ti, y entiende que también tú estás atravesando un gran cambio."

"No lo pienso de ese modo," dijo pensativa.

"Es raro que el primer día no tenga momentos difíciles. No te sientas angustiada si tu madre expresa tristeza o incluso enojo durante la transición. Si le permites a tu madre dejar salir sus emociones, la ayudarás. Algunos residentes necesitan tiempo para adaptarse."

"Me alegra haber llegado antes del almuerzo," comentó Angie. "Haberle presentado a las señoras en la mesa del comedor la hizo sentir incluida."

"La verdadera clave para la adaptación es el tiempo. ¿Te has sentado con el director de enfermería y examinado el tipo de cuidado para tu madre?"

Angie asintió. "Me preguntó millones de cosas—quién la cuidaba, cómo lo hacía, qué funcionaba, qué no. Me preguntó sobre todos los problemas que Mamá podría tener, como alergias o problemas para dormir."

"Es una gran oportunidad para compartir con el personal de enfermería tanta información como puedas," le recordé. "Queremos conocer a tu mamá como una persona, no simplemente como un número de habitación. Cuanto más sepamos, más rápido podemos hacer que se sienta cómoda con nosotros."

Angie frunció el ceño. "Todavía siento pánico de no saber si tomé la decisión correcta."

"Esa es la razón por la que planear el día de hoy era tan importante," le recordé. "Es difícil pensar claramente cuando sientes miedo o culpa. Tu madre necesita cuidado las veinticuatro horas, razón por la cual tú no estás en condiciones físicas de continuar. Trata de aceptar tus limitaciones sin juzgarte tan severamente."

"Es más fácil decirlo que hacerlo," me contestó.

"Angie," continué, "proveyéndole cuidado de un personal profesionalizado, has hecho una elección responsable. Seguirás siendo la cuidadora de tu madre, y seguirás cumpliendo un rol activo en su cuidado. Serás su defensora a través de visitas regulares. No puedo explicarte lo importante que será tu rol en el éxito de la adaptación de tu mamá."

"Estoy lista," dijo mientras se ponía de pie. "Iré a verla, le daré un beso, y le diré adiós."

"No es fácil, Angie," le dije, "pero déjale ver que te preocupas, y que estarás de vuelta mañana. Se lo recordaremos si pregunta por ti."

¿Cuánto Tiempo Debería Quedarme?

Hay expertos que recomiendan estar tanto tiempo como se pueda el primer día. Otros dicen, "Déjalo tan pronto como encuentres oportunidad, y no vuelvas por unos días." Las verdades generales no funcionan para todos. Si le parece correcto, debería planear quedarse una hora o dos, y luego retirarse. De todos modos, dado que las dinámicas familiares son irrepetibles, los sentimientos de sus padres, y sus propias inseguridades también, cada ingreso al centro es una experiencia única. He aconsejado a algunas familias que se fueran antes del almuerzo, a otras a quedarse dos o tres horas. Le he incluso pedido a alguna persona que se fuera y volviera una o dos horas más tarde. La cantidad de tiempo que se quede el primer día dependerá de sus necesidades y las de su padre o madre.

Dele una Oportunidad al Personal

Tenga en mente que mientras su familia esté presente, el personal se quedará usualmente fuera de la habitación para darles privacidad. Si su familia se queda cinco horas el primer día, el personal no se relacionará inmediatamente con su padre o madre. Esto no parece ser un problema—¿por qué no comienzan a conocerlo los días siguientes? Pero si su padre no se ha conectado con el personal, y todos se retiran el mismo tiempo, ¿quién llenará ese primer vacío inmediato?

Permita que el personal establezca el nuevo cronograma para su padre o madre tan pronto como sea posible. Esto es vitalmente importante para el residente con demencia, que responderá bien a la rutina. Si su padre se involucra en la primera actividad después del ingreso, esa rutina habrá comenzado. Como resultado, su padre no estará tan ansioso cuando usted se retire. Las familias que se quedan muchas horas en la visita del primer día pueden inconscientemente estar transmitiendo su propia inseguridad respecto de la mudanza.

No se asuste si su admisión "perfecta" termina con lágrimas o ansiedad por parte de su padre. Preguntas tales como "¿Qué estoy haciendo aquí?" "¿Cómo llegué aquí?" "¿Cuánto tiempo me quedaré?" pueden ser parte normal del proceso. Algunas personas necesitan dos días para adaptarse. Otras pueden necesitar dos semanas o dos meses.

Decir Adiós el Primer Día

El primer día, déjele saber al personal cuando se está yendo, de modo que puedan monitorear lo que su padre está haciendo. Como Angie, las familias frecuentemente me preguntan si deberían "simplemente desaparecer." No. Siempre despídase formalmente de su padre, ya sea que lo recuerde después o no. Si su padre está lúcido, es especialmente importante para él entender cuándo usted volverá. Cuando su familia viene de visita en grupo, retírense de a pocos para evitar un silencio repentino después de toda la charla y agitación.

La Primera Noche

Para la hora en la que usted se retira el día de la admisión, debería sentirte menos ansiosa que cuando llegó. Si todavía está inquieta, comuníquese con el administrador o director de enfermería. Ellos podrán explicarle cómo ayudarán a su padre a pasar la noche. Es común experimentar ansiedad la primera noche. Si le sucede, llame al enfermero de turno para ver cómo se va adaptando su padre. A veces, hablar por teléfono con su padre los hace sentir más seguros y conectados a los dos. Para otros, puede dar comienzo al proceso de pedido de volver a casa otra vez. El enfermero a cargo puede confirmarle cómo le está yendo a su padre.

La calidad del cuidado depende de la comunicación y el trabajo en equipo del personal y los miembros de la familia durante el período de adaptación. Comience el primer día.

"**M**i hermana que vive fuera del estado dice que yo debería visitar a Mamá todos los días," se lamentaba Darcy, "pero soy la única que la ha cuidado por seis largos años. La tensión está malogrando mi matrimonio. Ahora mi esposo dice que debería restringir las visitas por mi propia salud. Mi hermana puede decirme que estoy decepcionando a nuestra madre, pero la mitad del tiempo que estuve aquí mi mamá no se enteró de todos modos. Por lo tanto, ¿para quién son las visitas?"

Las familias frecuentemente preguntan qué tan frecuentemente deberían hacer las visitas. Es importante que se guíe por su intuición y se sienta cómodo con su decisión. En el caso de Darcy, le sugerí que comenzara con tres visitas por semana. A medida que se sintiera cómoda no viniendo por un par de días, ayudaría a su madre y al personal a conocerse mutuamente. Los residentes con demencia se sienten seguros en un ambiente altamente estructurado. Cuanto más rápido se habitúan a una rutina, más rápido experimentan sentimientos de bienestar y seguridad. Darcy se tomó unos cuantos y merecidos días de descanso y para su alivio, su madre nunca se dio cuenta de que no había venido.

Un residente lúcido, por el contrario, se puede beneficiar con las visitas frecuentes durante las primeras semanas. Cheryl se sentó en mi oficina el día de ingreso de su madre. "Mi hermana Becky y yo pasamos la noche en la casa de Mamá," me dijo. "Pensamos que ayudaría a estabilizar las emociones que estábamos sintiendo todos. Esta mañana todos reímos y lloramos mientras nos preparábamos. En la nueva habitación de Mamá, Becky arregló la ropa y las toallas, mientras yo me encargaba de los muchachos de la mudanza que estaban entregando todos los muebles del dormitorio. Para cuando su habitación estaba personalizada con sus cosas, Mamá se había reunido a un grupo de señoras para almorzar. Todo sucedió muy tranquilamente, pero cuando nos preparábamos para salir, Mamá suplicó, 'Chicas, no se vayan. No estoy lista para despedirlas.' "

Durante los primeros días después del ingreso, el residente consciente necesitará la seguridad de saber que no ha sido abandonado y que usted seguirá estando involucrado activamente con su vida. La rutina establecida por la residencia se ensamblará con la estructura que usted le otorgue con sus llamadas y visitas.

Cuanto Más Visite, Más Fácil Se Vuelve

Los hogares de ancianos de calidad *siempre* las visitas son bienvenidas. Inicialmente, los miembros de la familia se pueden sentir intimidados por el nuevo entorno. Los hijos adultos de pacientes con demencia pueden temer la decepción de no ser reconocidos por su padre o madre. Ver a su madre fuera de su lugar habitual puede ser desorientador. De pronto, parece más anciana y más frágil. Perdida en un mar de señoras de cabellos blancos, parece más una de "ellas" que "Mamá."

"¿Cómo puedo relacionarme con ella ahora?" una vez me preguntó una señora. La respuesta: Visítela regularmente. Cuanto más la visite, más cómoda se sentirá con su madre, con la residencia y con el personal.

Prepárese para experimentar diferentes tipos de visitas. Las habrá felices, significativas, tristes, posiblemente algunas perturbadoras, pero cada visita ayudará para mantener el vínculo familiar y para demostrarle a su padre o madre que es amado. Si a veces no tiene deseos de visitarlo, atienda a sus sentimientos. Visitarlo solo por deber le hará sentir culpable y presionado. Cuando está bajo presión, probablemente su padre lo perciba. Espere a sentirte nuevamente en forma.

Las visitas son un compromiso. Solo fije un día y un horario si está seguro de poder cumplirlo. Los residentes lúcidos esperan ansiosos las visitas, por lo tanto si necesita cancelar, llame con la conveniente anticipación. Lo que es cortesía común se vuelve imperativo cuando un residente de un hogar de ancianos está esperando su compañía.

Respete la Nueva Rutina de Su Padre o Madre

Dados los distintos tipos de trabajos y las responsabilidades hogareñas, los horarios factibles para las visitas difieren de una familia a otra. De todos modos, es necesario recordar que su padre o madre tendrá también sus rutinas y horarios que son parte importante de su día; por ejemplo, una clase de ejercicios conlleva socializar con otros residentes. Si puede visitarlo cuando su padre o madre está en su habitación entre las actividades y las comidas, la visita personal y tranquila agregará realmente valor a su día. Consiga una copia del cronograma de actividades y consulte a los miembros del personal acerca de las mejores horas para las visitas.

Regístrese con el Personal

Al entrar a la residencia, hágale saber a la estación de enfermería quién es y a quién viene a visitar. Pregunte si hay algún cambio que deba conocer. Si sabe por anticipado que su padre estuvo participando de actividades durante todo el día o estuvo trabajando con un fisioterapeuta, por ejemplo, no debería alarmarse por verlo cansado.

Cuanto más lo conozca el personal, mejor será para su padre o madre. Si trata a su padre y al personal con respeto y consideración, su padre se volverá altamente visible para el radar del personal. Las investigaciones demuestran que los residentes que tienen más visitantes tienen una mejor experiencia en un hogar de ancianos que aquellos que tienen pocos.

Programe Distintos Horarios para Familias Grandes

Si tiene una familia grande, fije visitas en diferentes momentos del día o de la semana. Aun dos visitantes al mismo tiempo puede ser abrumador para quienes tienen dificultades para escuchar o sufren de demencia. Muy a menudo, los miembros de la familia no hablan directamente con el residente sino que casi exclusivamente charlan entre ellos mismos. Venga a pasar un rato para hablar con su padre o madre, no visitando al resto de su familia. Esos encuentros frecuentemente resultan ser un buen momento para todos, salvo para el residente.

Baje la Voz

Muchos visitantes piensan que cuanto más alto hablen, mejor escuchará el residente anciano. En realidad, si baja la voz a un tono más bajo y habla lentamente será más efectivo. Elija una área tranquila para la visita, alejándose del ruido ambiente.

Visitas Cortas Pueden ser Fructíferas

Si su padre o madre está consciente, puede tratar de ser un buen anfitrión y mantener una conversación significativa e interesante, pero esto puede ser fatigante. Haciendo cortas sus visitas—diez o veinte minutos—les quitará la presión a ambas partes. Si su padre sufre de demencia, con sostener su mano solo unos minutos le hará saber que es aceptado y amado.

Los Álbumes de Fotos son Siempre un Éxito

El álbum de fotos le recuerda al padre conciente su conexión con la familia. Para el residente con deterioro cognitivo, quien probablemente esté más cómodo con el tiempo pasado, el álbum es un agradable recuerdo de relaciones y ocasiones pasadas. Las fotografías de la familia, grandes y claras son las mejores. Algunas familias traen videos o DVDs de los nietos hablando o cantando.

Los Niños son Siempre Bienvenidos

Traer niños a la residencia es una situación en la que todos salen ganando porque todos los residentes y el personal se benefician con las sonrisas y risas de los pequeños. Su padre o madre puede jugar a cosas simples como naipes o dados con los niños sin preocuparse de seguir las reglas. Las familias pueden incluso traer dibujos y fotos de los nietos y ubicarlos en las paredes y las puertas del ropero para alegrar la habitación. Es beneficioso permitirle ver a sus hijos que una relación cercana con la abuela es importante. Mi madre una vez me señaló cuando concluíamos una visita con mi hijo, "la forma en que me cuidas es una hermosa lección para Christopher." Tómese el tiempo para demostrarle que, tanto como cualquier otra persona, los ancianos necesitan atención y afecto.

Los Agasajos son Maravillosos

Los alimentos especiales como las medialunas de chocolate o quizás los *lox* y *bagels* serán un cambio bienvenido en la dieta habitual de su padre o madre. Prepare su plato favorito. Si su padre o madre tiene restricciones en cuanto a su dieta, pida que el nutricionista o el médico establezcan la dieta permitiendo una comida especial tan a menudo como se pueda.

Cuando trae caramelos, galletas, o frutas, ubíquelos en un recipiente cerrado porque los dulces pueden atraer insectos, aunque las residencias de calidad trabajan diligentemente para mantener las habitaciones libres de hormigas y otros insectos indeseables. Para los residentes con deterioro cognitivo, deje las delicias con el enfermero a cargo o en la oficina de administración para que sea distribuido en intervalos; de otro modo, pueden ser comidos todos de una vez o ser olvidados.

Asegúrese de que un Viaje en Auto Valga la Pena

Si planea una salida, asegúrese de que su padre o madre se sienta bien, o puede descubrir al poco tiempo de estar viajando, que está demasiado cansado como para disfrutar. Evite los lugares muy concurridos que puedan sobreestimularlo. Si no puede dejar la residencia, llévelo a recorrer los jardines. Esta actividad no solo estimula la conversación, sino que también le da la oportunidad de observar el cuidado de otros pacientes y de conocer mejor al personal.

¡Cante!

Caminando por el corredor, siempre escuchaba a alguien cantar en la habitación 103. Sarah había estado visitando a su madre de noventa y cuatro años en el hogar de ancianos por tres años. Hija única, que nunca se había casado, Sarah era muy apegada a su madre. Al principio, la había visitado una o dos veces al día, pero cuando pasaron los años y la demencia progresó, redujo su rutina a dos veces por semana. "¿Quién hubiera pensado que nos aguardaba esto?" compartió conmigo Sarah un día durante su visita. "Conversar es casi imposible ahora, pero Mamá y yo hemos encontrado una forma diferente de comunicarnos—nos sentamos y cantamos juntas. Mientras que ha perdido parte de su memoria, conserva de algún modo las canciones que amamos muchos años atrás."

De acuerdo a estudios sobre el efecto de la música en pacientes con demencia, cantar es una valiosa fuente de estimulación—un método de comunicación que reduce la agitación, promueve el compromiso con actividades y estimula la interacción con otra gente.

"Todo lo que Papá Hace es Quejarse"

Si su padre lo apunta con reclamos cada vez que lo visita, se puede sentir despreciado e irse con la impresión de que su visita no logró nada. De todos modos, no se aparte. A veces reclamar es solo un paso del proceso de adaptación durante el cual el residente debe sentirse libre de controlar su entorno. Puede ser una técnica para expresar verbalmente la tristeza o la soledad. Otras causas de reclamos continuos son:

- necesidad de atención
- temor a perder independencia

- miedo a ser abandonado por la familia
- intentos de controlar a sus hijos adultos

Aun cuando estén satisfechos con la residencia y el cuidado que su padre o madre está recibiendo, los hijos adultos pueden encontrar un montón de reclamos abrumadores emocionalmente. Inicialmente, ellos pueden sentirse atemorizados y de haber hecho algo incorrecto "abandonando" a su padre o madre en "este lugar." Una vez le pregunté a una residente por qué encontraba tantas cosas de qué quejarse y que podía hacer para que todo estuviese mejor para ella. Sin parpadear, me respondió, "no tengo nada de qué hablar, entonces me quejo." Si su padre reclama constantemente, escuche siempre. Deje que su padre exprese sus sentimientos, pero ponga un límite al tiempo de los reclamos, y luego con tacto cambie de tema. Sugiera salir a caminar, o pídale un consejo acerca de un tema que él particularmente conozca.

En apariencia, el ingreso de Evelyn había sido tranquilo. Fue recién cuando la visitó su familia que descubrimos que "nada estaba bien." El personal observó un tipo de comportamiento, la familia observó otro. A los ochenta y nueve años, Evelyn recién había abandonado lo que fue su hogar por sesenta años. Durante la primera semana en vivienda asistida, Evelyn tuvo una dieta balanceada, asistió a actividades e hizo caminatas diarias. Le dijo al personal, "extraño mi casa, pero aquí todos son tan buenos." De todos modos, cuando su hija Norma vino a visitarla, la comida estaba demasiado salada, la cama demasiado dura y no había nada para hacer. El personal no había escuchado ninguno de estos reclamos. "¡Ayuda!" suplicó Norma.

En casos como este, escuchamos atentamente a la familia e investigamos cada una de sus dudas para volver a asegurarles que nuestra preocupación principal es el bienestar y cuidado de su padre o madre. Si su madre dice que "absolutamente todo está mal" las primeras semanas, probablemente todavía se esté adaptando. Si sus quejas continúan después de que se han hecho significativos intentos por aliviar sus preocupaciones, puede tratarse de un recurso para lograr atención o de miedo a ser abandonada. También puede ser un método para "controlar" a los hijos adultos y nada tiene que ver con el personal o con el cuidado que se le está otorgando. Una vez que la causa subyacente de los reclamos está entendida, los hijos adultos tendrán la seguridad de que las quejas y las preocupaciones han sido tratadas.

Si escucha una queja, antes de correr a la estación de enfermería, tenso y listo para la batalla, deténgase y piense: ¿Se trata de un problema menor o es realmente un problema serio? ¿Está enojado por no tener otra alternativa que vivir en una residencia de cuidados a largo plazo? ¿Será que le está llevando su frustración al personal? Considere que usted, también está en un proceso de adaptación. Piense lo más claramente posible y luego comunique el problema al personal. No estoy sugiriendo que concilie con el personal. De todos modos, siendo amigable, enseñándoles quién es su padre o madre, y reconociendo sus aportes, creará un mejor escenario. Recuerde, ellos están dándole a su padre o madre el cuidado que usted ya no puede darle. Considérelos como parte de su equipo, no como adversarios que deban ser controlados.

Herbert y Margaret. Después de visitar a su madre de ochenta y seis años, Margaret, Herbert vino a mi oficina. Claramente preocupado, dijo, "Mamá se queja de que tu personal la empujó y trató de ahogarla ayer."

Cuando investigamos el problema, la auxiliar de enfermería, Naomi, explicó que Margaret sufría de incontinencia urinaria y fecal y había necesitado una ducha urgentemente. Estando en la segunda etapa de demencia, ella se negaba a ser cambiada o bañada. "Le hablé firmemente," dijo Naomi, "pero no tenía alternativa—necesitaba un baño de pies a cabeza." Después de treinta minutos, finalmente Naomi pudo instar a Margaret a entrar a la ducha, pero el desagradable episodio hizo pensar a Margaret que Naomi estaba tratando de ahogarla. Si Herbert no hubiera explorado la queja, se hubiese sentido ineficiente, ansioso y probablemente enojado.

Cuando trata de descifrar exactamente qué dio lugar a un reclamo, considere que la percepción de su padre o madre sobre un evento puede no ser enteramente precisa (aunque he descubierto que usualmente hay un elemento real en cada queja). Si la misma queja es frecuente y consistente, compártala con la directora de enfermería. Ella querrá investigar por su bien y el de ella. Si siente que un reclamo legítimo no está siendo resuelto, lleve su preocupación al administrador. Ignorarlo dañará la moral de su padre o madre y le hará sentirse impotente.

Dele Tiempo

Los residentes se adaptan al entorno a su propio ritmo. Nuestros mejores aliados son el tiempo y la paciencia. Si las cosas no van bien según el punto de vista de su padre, pero se siente cómodo con el personal y el ambiente, trate de ser objetivo y permita que haya un tiempo de adaptación. (Si no se lleva bien con el compañero de habitación, hable con el personal para conocer otras opciones.) Algunos residentes se compenetran con la rutina diaria desde el momento que ingresan. Según mi experiencia, de todos modos, a un residente promedio le lleva tres meses sentirse establecido y satisfecho en su nuevo hogar. Si su padre no se siente adaptado en ese tiempo, otórguele otros tres meses. Mientras tanto, trabaje con el personal para eliminar los obstáculos para que su padre se sienta cómodo y bien.

Visitar a Su Madre con Deterioro Cognitivo

Visitar a una madre con deterioro cognitivo puede ser triste y frustrante. Recuerde, *el paciente con la enfermedad de Alzheimer siempre tiene razón*. Corregir información incorrecta puede enojarla o avergonzarlo, y ciertamente lo agotará. Trate de escucharla sin reparar las percepciones equivocadas. Cuando su madre repita la misma historia una y otra vez, amablemente cambie la conversación.

Dee y Fran. Las dos mujeres habían terminado la visita a sus madres y estaban sentadas en el patio conmigo. "Hoy Mamá estaba alicaída," dijo Dee. "Hace solo dos días, tuvimos una visita maravillosa, pero hoy todo lo que hizo fue preguntarme una y otra vez lo mismo."

"Dee," le respondí, "aun cuando tu visita haya sido significativa o desalentadora, tendrá un valor a largo plazo para tí y para tu mamá. Lo importante es que estás aquí por ella."

"A mí me gustaría que mi mamá pudiera hablar siquiera," dijo Fran, cuya madre estaba en una tardía etapa dos de demencia. "Cuando la visito, la conversación es unilateral. He asumido que la perdí, pero cada vez que la visito, siento la pérdida otra vez. No sé por qué la visito ya que ni siquiera sabe que estoy aquí."

"Visitar a sus madres siempre es importante," enfaticé para las dos. "Les recuerda a todo el personal 'esta es mi madre y es importante para mí,' por lo tanto otórguense el crédito de ser las defensoras de sus madres. Aun cuando la visita parezca insignificante para ti, la presencia reconfortante de otra persona es todavía importante para tu madre."

Desarrollo de Relaciones Inesperadas

Las familias que visitan frecuentemente desarrollan relaciones con otros residentes y otras familias. Dos hijas de pacientes en nuestro hogar de ancianos se hicieron amigas y compañeras de viaje. Un caballero que visitaba a su tía encontró una mujer que visitaba a su madre, y creció entre ambos una relación amorosa que duró más allá de la muerte de las dos residentes. Un dentista que visitaba a su padre terminó con nuevos clientes. Este es el resultado natural de participar de una comunidad cálida y cuidada.

En la medida en que el tiempo pase, se puede encontrar visitando más al personal o a otros residentes que a su padre con deterioro cognitivo. Esto es común. John acostumbraba a visitar a su padre sosteniendo su mano por diez o quince minutos. Luego, se volvía a la oficina y visitaba al personal, mostrándole las fotos de sus nietos. Después, volvía a ver a su padre por unos momentos y le decía adiós. John estaba cumpliendo con el objetivo de ser un familiar comprometido y ser parte de un sólido equipo de cuidadores.

"Mamá No Quiere que Me Vaya"

A veces, concluir una visita puede ser difícil. Dígale a su madre desde el principio cuánto tiempo planea quedarse. Durante su visita, asegúrese de convencerla con sus palabras y acciones, de que es amada, importante y valiosa. Si planea su partida para que coincida con el almuerzo o con un turno en el salón de belleza de su madre, la actividad actuará como distracción de modo que no estará dejando "sola" a su madre. Dado que el personal conocerá sus preferencias, ellos pueden darle ideas, tales como, "Vete justo antes de las clases habituales: tu madre realmente las disfruta." Si su madre lo presiona para que se quede, hágale saber que irse también es difícil para usted, y recuérdele qué es lo que tiene que hacer: "Mami, es hora de que vaya a buscar a los chicos." Dígale que la ama, establezca cuándo volverá, y dígale adiós.

Comparta con el Personal lo que Haya Aprendido

Cuando finalice la visita, busque al personal nuevamente y comparta con ellos cualquier información que haya encontrado. Asegúrese de contarles si ha dejado a su padre en un estado de ansiedad o si observó los primeros síntomas de un resfriado. El personal ve a su padre muchas veces en el día, pero no por tanto tiempo como en una visita individual. Hemos detenido muchas enfermedades antes de que se volvieran peores gracias al ojo agudo de nuestras familias.

Cuando comparta información con el personal, agradézcales por sus cuidados y preocupación. Pídales su opinión sobre qué bocaditos sabrosos traer o buenos momentos para visitar. El personal se sentirá valorado, incluido y respetado. Finalmente, tenga una buena actitud en sus visitas, usted quiere que su padre y el personal estén contentos de que venga.

*"¡No me voy a quedar, Frances! He cambiado de
opinión. Vamos."*

"¡Escucho esas palabras en mis sueños!" se lamentó
Frances. A los ochenta y nueve años, su madre, Janet,
sufría de demencia en la etapa dos. "Está de acuerdo en
venir," continuó Frances, "pero me temo que ni bien hayamos mudado todos los muebles, me mirará y me dirá,
'¡Llévame a casa!' "

"Si lo hace, no será el momento de confrontarla con
acuerdos que haya hecho antes," señalé. "Qué tú tengas
razón no significa que sus miedos sean irreales. Pelear no
cambiará las cosas—necesitamos pensar en un plan."

Recomendé a Frances y Janet llegar una hora antes
del almuerzo. Si Janet se resistía a su nuevo entorno,
Frances se quedaría y almorzarían juntas. "Mientras esperan para almorzar," le sugerí, "lentamente comienza a
desempacar, preguntándole a tu madre dónde prefiere

poner sus cosas. Si ella dice, "llévame a casa," explícale nuevamente las razones de la mudanza, sin pelear ni disculparte. Si una de las razones es mantener el orden y la cordura en tu propia familia, no temas decirlo."

Además le aconsejé a Frances usar la técnica de la afirmación "yo" descrita en el Capítulo 4. Con esta técnica, coloca el peso del pedido sobre usted: no "necesitas hacer esto," sino "necesito que me ayudes con esto." El día del ingreso, Frances usó esta táctica con Janet.

"Necesito que me ayudes, Mamá," dijo Frances. "Decidimos juntas que esta era la mejor decisión. No te estoy abandonando. Me preocupa tanto dejarte sola en tu departamento cuando no estoy cerca. Ahora tienes gente cerca todo el tiempo. Empecemos almorzando juntas y conociendo tu nueva rutina." Antes que Frances se fuera, colgó un gran calendario en la pared y escribió "Frances estará aquí antes del almuerzo" en el día de la nueva visita. Dado que tenía un plan, Frances se sentía en control y no le transmitía su propia ansiedad a su madre.

Poseer un hogar era una marca de calidad para nuestros padres. Su sueño puede mantenerse en ese hogar. Desafortunadamente, estar en casa más allá de la edad en la que hay protección y seguridad es una prescripción de crisis familiar. Ubicar a sus padres en una residencia de cuidados a largo plazo bien elegida puede ser la mejor opción.

Fredda y Bob. A los setenta y nueve años, Fredda fue admitida en una unidad geriátrico-psiquiátrica dada su depresión y Alzheimer. Su esposo, Bob, la había cuidado en su casa. Su hija Kay, me contó, "mi padre siempre ha sido un hombre autoritario, y ahora él está enojado porque Mamá está más imposibilitada que nunca. Hace dos años, comenzó a perderse en el centro comercial. Una vez, caminó a casa, dejando el auto en el estacionamiento. Cada vez podía describir menos qué había hecho durante el día, y ahora se niega a vestirse o a dejar la casa."

Cada vez que Bob visitaba la unidad geriátrico-psiquiátrica, ella lloraba y suplicaba que la llevara a casa, dejándolos a los dos frustrados y angustiados. Al final de una semana, el personal psiquiátrico recomendó que Freda se mudara a una residencia de vivienda asistida y que Bob continuara viviendo en casa.

Para evitar escenas entre Bob y Freda, Kay contrató un administrador de cuidados geriátricos para que transportara a su madre desde el hospital. Kay había personalizado la habitación de Freda con fotos de la familia, su cubrecama favorito y una silla giratoria. Aun así, al llegar, Freda anunció, "quiero irme a casa." Rápidamente, el personal entró para distraerla; la convencieron de participar en una clase de terapia musical, que Freda disfrutó. De todos modos, cuando volvió a la habitación y vio las fotos, repitió su deseo de volver a casa. Otra vez el personal fue capaz de distraer su atención y manejar su ansiedad. Una vez que se concentraba en una tarea, se olvidaba de sus preocupaciones. Tres días más tarde, Bob la visitó.

Cuando Freda lo vio, se puso casi histérica, queriendo volver a casa. Enojado y a la defensiva, Bob se encolerizó, "¿Por qué vine? Ella no va a escucharme. Sabe que no puedo cuidarla más."

Intercediendo, la directora de actividades invitó a Freda a que ayudara a servir café. "Vamos Freda, las damas están esperándote," dijo.

"Iré," gritó Freda, temblando, "pero no quiero hacerlo."

Bob había visto suficiente. Volviéndose hacia mí, estalló, "no regresaré—es demasiado duro verla de este modo." En silencio, lo llevé al patio, desde donde, sin ser visto, podía observar como ella participaba de las actividades. De pie afuera, él la veía sirviendo café e interactuando con un grupo de damas.

Por dos meses, Bob supervisó a su esposa de este modo, sin verla cara a cara, observándola desde fuera de la sala de actividades y desde un balcón que daba al área donde ella vivía. Finalmente un día declaró, "estoy listo para probar otra vez." Le recomendé que se reuniera con ella durante las actividades de la tarde, lo que hizo. La visita resultó tranquila. Cuando Bob se preparaba para irse, sus ojos se humedecieron.

Sonriendo a su esposo, Freda dijo, "Ahora es tu turno para llorar."

Bob me miró, sacudiendo la cabeza. "¡Mi esposa es una gran dama!" remarcó.

Cuando Su Padre se Vuelve Desconsiderado

Los residentes con deterioro cognitivo pueden estar enojados, confundidos y asustados durante el proceso de reubicación y adaptación. Lo que le digan a sus hijos puede ser devastador.

> *"Si no me llevas a casa, no volveré a quererte."*
> *"Lamento haberte dado a luz."*
> *"Todo lo que quieres es mi dinero. Llamaré a la policía."*
> *"Tu padre estaría tan decepcionado de ver cómo me tratas."*
> *"Tu hermana nunca me hubiera puesto aquí."*

Estas advertencias son devastadoras, el padre con demencia no tiene control sobre lo que dice. Recuerde que nunca puede ganar la discusión—solamente puede cambiar el tema o comenzar una nueva actividad para torcer el curso de su pensamiento.

Tilly y Bárbara. "Si no me llevas a casa, no eres más mi hija. No te molestes en regresar," gritó Tilly, una residente de noventa y un años, a su hija Bárbara.

"Mamá estaba viviendo en su propio departamento," explicó Bárbara, "pero yo le programaba su cuidado las veinticuatro horas, compraba su comida, encargaba su medicación, y pagaba sus cuentas. En los últimos diez días, se cayó cuatro veces y ahora sufre incontinencia. Entre mi trabajo, mi esposo, y mi madre, no puedo mantener este paso. A veces me siento tan vieja como ella. Para colmo, me dice las cosas más desconsideradas."

"¿Tu mamá está siendo desconsiderada, Bárbara, o está tratando de llamar tu atención para poder ganar algo de control sobre su vida?" le pregunté. "No es poco frecuente que una nueva residente sienta recelo, abandono y soledad. Como cuidadora, debes entender que tu madre siente que fue sacada de la vida que controlaba cuando se mudó de su entorno familiar."

Unos días más tarde, Bárbara me dijo, "Soy mejor oyente ahora. No trato de hacerle cambiar de opinión; tan solo la dejo hablar de sus ansiedades y trato de reconfortarla. También le recuerdo por qué hicimos esta mudanza y le agradezco que haya estado tan dispuesta a hacerla."

Si Bárbara no hubiera permitido que su madre expresara sus sentimientos, la relación entre ambas se hubiera deteriorado desagradablemente. Escuchando, Bárbara legitimó los sentimientos de su madre y fortaleció la relación. Además, a través de sus visitas regulares, calmó el miedo al abandono que tenía su madre.

Puede Necesitar Trasladarlo

Desafortunadamente, hay residencias que no otorgan cuidados de calidad. Algunas situaciones deben ser expuestas inmediatamente, por ejemplo, el uso de sujeciones sin aprobación, la falta de aviso después de una caída, la falta de administración de medicamentos, o cualquier otra cosa que deteriore la seguridad o calidad de vida de su padre o madre. Lleve sus preocupaciones inmediatamente al director de enfermería o al administrador. Si no obtiene una respuesta satisfactoria, puede necesitar trasladar a su padre. Antes de tomar semejante decisión, de todos modos, asegúrese de que está siendo objetivo y de que tiene razones sólidas, porque una mudanza será difícil y perjudicial para usted y para su padre o madre. Por agotadora que suene una mudanza, tenga en mente que será un consumidor mucho más sofisticado que el que fue en su primera incursión en el cuidado a largo plazo. Sí existe una residencia para su padre. Comuníquese con sus amigos, profesionales del cuidado de la salud, y trabajadores sociales. Encontrará la correcta.

Geraldine y Martha. "¡Llévame a casa!" Geraldine, de ochenta y siete, le gritó a su hija, Martha, en el día de ingreso y en las dos visitas que siguieron. Geraldine, con diagnóstico de Alzheimer, hacía llorar a su hija.

"Tengo que llevarla a casa," sollozaba Martha. "No soporto verla tan triste."

Martha llevó de vuelta a su mamá al viejo departamento con las mismas tres cuidadoras que estaban empleadas antes. Una semana después, Martha me llamó más agobiada que antes y me describió el intercambio diario que tenía con su madre:

"¡Llévame a casa!" Su madre gritaría.

"Estás en casa, Mamá," le aseguraría Martha.

"Mi casa está en Wyoming 1401," insistiría Geraldine. "Tu sabes a qué casa me refiero."

Sucedía que Wyoming 1401 había sido la primera dirección de Geraldine cuando estuvo recién casada, sesenta y cinco años atrás. "Casa" era un recuerdo de su juventud, algo que ya no existía. Geraldine volvió a nosotros. En algunas ocasiones, todavía pide volver a casa, pero sin dudar, Martha le responde amablemente, "Estás en casa, Mamá, y yo estoy contigo." Los pensamientos más claros de Geraldine están en el pasado distante, y Martha aprendió a vivir allí con ella.

Su propio estado mental puede nublar la apreciación justa del cuidado de su padre. Cuando escuche "Llévame a casa," escuche pacientemente sin discutir, disculparse o corregir. Permita que su padre se exprese. Con calma repase con su padre (y consigo mismo) las razones de la mudanza. Cuando sea apropiado, use métodos de distracción. Dado que cada residente se adapta a su nuevo orden siguiendo su propio ritmo, no hay forma de predecir qué tan pronto su padre se sentirá en casa. Prepárese para enfrentar posibles descontentos, pero tenga en cuenta que si ha hecho una buena búsqueda, ha pasado por la experiencia de una investigación en profundidad con el administrador, y está dispuesto a trabajar en equipo con el personal, es probable que esté en el camino de una transición exitosa.

Después de haber visitado varios hogares de ancianos, Dolores eligió nuestro centro para su tía. "Supe inmediatamente que este era el lugar que quería por los rostros sonrientes de los empleados cuando pasé la puerta. Puedo percibir el buen estado de ánimo."

"Dolores, el estado de ánimo de los empleados es el indicador clave de la calidad del cuidado," le confirmé.

"¿Cuál es tu secreto?" preguntó Dolores sentándose en mi oficina.

"Empezar por la base," sonreí. "A mitad de mi carrera en la escuela de enfermería, fui auxiliar de enfermería por tres meses. Yo era juvenilmente idealista acerca de dar buen cuidado. No pasó mucho tiempo antes de que mi entusiasmo disminuyera. Rápidamente aprendí que si eras "solo una auxiliar de enfermería," estabas en el extremo más bajo de la pirámide, haciendo tareas difíciles, repetitivas y a menudo desagradables. Cuidaba a pacientes con demencia, la mayoría de los cuales estaban imposibilitados de agradecerme. Por la tarde, dejaba a mis pacientes limpios, secos y sentados; a la mañana siguiente, los encontraba en cama con pañales sucios, cabello enmarañado y dientes sin lavar. Tenía que empezar todo de nuevo. Y a pesar de todo mi trabajo, el administrador y la directora de enfermería nunca reconocieron mis esfuerzos. Las auxiliares de enfermería no gozaban de gran estima. Esa experiencia plantó las semillas de mi filosofía personal—que la forma en que tratas a la gente que tiene un contacto directo con los residentes es un reflejo del cuidado total que las familias pueden esperar para sus seres queridos. Cuando las ayudantes de enfermería son tratadas con respeto y consideración, tú puedes literalmente ver la diferencia cuando pasas la puerta."

"Nunca me detuve a pensar mucho sobre la persona que está cuidando directamente a mi tía," admitió Dolores.

"Dolores, es la CNA—auxiliares de enfermería certificados (CNA por *Certified Nurse's Assistant*), comúnmente llamada ayudante de enfermería—y es quien tiene el contacto más cercano con tu tía. La columna vertebral de un hogar de ancianos, los CNAs están en la base de la jerarquía de enfermeros. Actualmente, muchos CNAs son mujeres que provienen de países económicamente deprimidos tales como México, América Central, India, Corea y Las Filipinas. Algunas tienen dos empleos y la mayoría tiene familias que cuidar cuando terminan de trabajar. Desafortunadamente, dado que nuestra sociedad no tiene un gran respeto por las personas de edad, eso redunda en que no tenemos respeto por las personas que las cuidan."

Un día, una CNA muy trabajadora, llamada Aurora, entró a mi oficina llorando. "La Sra. Peterson me culpa a mí por la pérdida de un sweater de su madre. Está tan enojada," sollozó. "Me trata como a una criada. Lo siento mucho si dije alguna cosa incorrecta, pero le dije, 'Yo fui a la escuela para ser una auxiliar de enfermería certificada—yo no soy una criada.' Yo cuido a su madre lo mejor que puedo, Sra. Henry, pero ella siempre me mira con desprecio, con cara de disgusto y se queja de que mi inglés no es bueno. Sé que vendrá a hablar con usted sobre mí."

Me quedé allí sentada con Aurora y le di la oportunidad de que se calmara. Le agradecí que me hubiese explicado la situación. Cuando dejaba mi oficina, se dio vuelta y me dijo, "La Sra. Peterson es una buena hija para su madre. Es conmigo que no es buena."

Si los empleados son maltratados, ¿cómo podemos esperar que traten bien a los residentes? Reprender a Aurora sobre temas menores no mejorará el cuidado que le da a la madre de la Sra. Peterson. En más y más estados, encontrará que el inglés no es la primera lengua de las auxiliares de enfermería. Esto parece enojar a algunas familias. *Yo les puedo enseñar inglés a las CNAs; pero no les puedo enseñar a respetar a los mayores.* Una ventaja de las auxiliares de enfermería extranjeras es que ellas conservan un respeto cultural por los mayores, que las impulsa a tratar a sus pacientes con delicadeza y compasión.

El CNA en un hogar de ancianos no tiene un trabajo fácil. Recibe órdenes de los supervisores y soporta presiones de las familias exigentes mientras que además hace malabares con su vida personal. Viste y desviste a sus residentes, los baña, los alimenta, a menudo cuida a gente que no tiene control sobre sus esfínteres. Lleva a cabo las tareas de cuidado más íntimas. Es descorazonador ver a un CNA listo para irse a casa dejando al residente a su cargo bien vestido, y que este residente se ensucie y requiera un baño y un cambio total de ropa. Una CNA me confió, "Me voy a casa tan cansada y segura de que todo el mundo puede oler el orín y las heces en mí. Después de una ducha, todavía puedo percibir ese olor." Hay casos en que el residente tratará de golpear o morder a la asistente que lo cambia. Una simple tarea como cepillar los dientes puede conducir a un ataque físico. Además de todo esto, las familias del residente, sintiéndose impotentes ante el deterioro de su ser querido, descargan su enojo y frustración sobre la asistente.

"La gente piensa que yo soy solo una trabajadora que limpia a los residentes," decía Cora. "Trabajo duro. A veces me voy a casa con dolores y magulladuras porque tengo una pelea con los residentes para poder cuidarlos. Además necesito cuidar a mis niños. Mi esposo se enoja conmigo porque todo lo que quiero hacer es dormir. Pero aquí soy tratada con respeto. El enfermero a cargo me dice qué tengo que hacer. El entrenador del personal me corrige. La directora de enfermería me dice cuando he hecho algo mal. Esto es parte de ser una CNA, pero también reconocen cuando he hecho un buen trabajo, y eso me hace sentir respetada y valorada por el trabajo que hago."

Cuanto más comprendan los miembros de la familia a la persona que está cuidando a su madre o padre, mejor se comunicarán con ella y trabajarán como un equipo. Trate de establecer una relación de cooperación con el auxiliar de enfermería, teniendo en cuenta que puede ser tímido con los miembros de la familia. Agradeciéndole el trabajo que hace, puede encontrar la forma de acercarse a él o ella.

A su vez, el CNA debe entender las necesidades y temores de las familias, especialmente en el momento de ingreso. En una de las clases que damos para CNAs, una joven ayudante que participaba compartió lo siguiente con los otros, "Cuando recién llegan, las familias están preocupadas y asustadas. A menudo no confían mucho en nosotros. A medida que pasan los días y llegamos a conocernos unos a otros, se relajan y comienzan a sonreír."

Si piensa que un CNA no está trabajando a la altura de sus responsabilidades, hable con el director de enfermería. Informe sobre cualquier conducta que no satisfaga sus expectativas. Sus comentarios nos ayudan a todos.

La muerte es un aspecto constante en la vida de un hogar de ancianos.
Dado que la mayor parte de los residentes vivirán en el hogar de ancianos por el resto de sus vidas, es probable que un CNA u otro
miembro del plantel de empleados esté con ellos cuando mueran. Sin
importar cuánto tiempo el auxiliar de enfermería haya ayudado al
residente, inevitablemente se involucrará emocionalmente y experimentará dolor cuando muera. Pero no hay tiempo para duelos.
Cuando el asistente vuelva al día siguiente, encontrará a un nuevo
residente en esa misma cama—y el ciclo de cuidado comienza nuevamente. Con demasiada frecuencia, el dolor de un asistente es pasado por alto. Tal como uno de ellos lo expresó después de la muerte
de uno de sus pacientes, "las familias están tristes y distraídas cuando
un padre o madre muere. Probablemente no saben que yo estoy triste
también y que he tratado de que fuese más fácil para ellos."

Cuando levanté mi vista, Dolores estaba al borde de las lágrimas.
"Stella, me has convertido en una nueva mujer. Los CNAs les hacen
frente a reales desafíos, y te prometo que no voy a incrementar su
estrés cotidiano."

Dolores se mantuvo firme a sus palabras. Reconociendo el difícil
trabajo de los CNAs y ofreciéndoles respeto y consideración por su
trabajo, creó un vínculo en lugar de una barrera. Considerándose
parte del equipo, aceptó amablemente compartir ciertas responsabilidades tales como alimentar a su tía y hacerla caminar una y otra vez
por el pasillo para que hiciera ejercicio. Saber que su tía era cuidada
por gente en quien ella podía confiar le dio tranquilidad de conciencia y un sentido de comunidad mientras que ella y su tía se adapta-
ban al nuevo medio.

"Mi hija Annette está tan entusiasmada porque voy a cumplir noventa y seis," se rió Yetta. "Ha invitado a veintidós miembros de la familia a nuestro restaurante favorito para almorzar. Están haciendo un alboroto enorme," dijo con una sonrisa.

Esa tarde, recibí una llamada telefónica de su hija. Su voz sonaba apesadumbrada pero tranquila. "Stella," comenzó, "Mamá disfrutó del champán antes del almuerzo, y siguió con su plato favorito, Beef Wellington. Todos cantamos 'Feliz cumpleaños', comimos torta y le regalamos una réplica del anillo de bodas que ella había perdido muchos años atrás. Lo próximo que vi fue que se inclinó hacia la izquierda como si se hubiese desmayado. Llamamos a los paramédicos pero ella nunca recuperó la conciencia. Murió en la ambulancia en camino al hospital."

¿Qué habrá hecho Yetta para merecer tan buena muerte—rodeada de su familia, habiendo terminado su comida favorita? La mayoría de nosotros no seremos tan afortunados.

Marvin y Susie. Un día Marvin y su esposa embarazada, Susie, llegaron a mi oficina para tener una entrevista. A los ochenta y dos años, a la madre de Marvin le habían diagnosticado deficiencia renal terminal. "Pensamos que Mamá estaba perfectamente saludable," dijo Marvin. "Fue a ver a su médico por lo que pensaba que era una infección de vejiga, y ahora nos dicen que sus riñones están dejando de funcionar."

"¿Se puede recurrir a diálisis?" le pregunté.

"Ella se niega," respondió.

"¿Les ha dado alguna indicación acerca de sus deseos para los últimos momentos de su vida?"

Abruptamente, Marvin se puso de pie y puso su mano sobre la panza de su esposa, visiblemente enojado. "¿Cómo puede hablar de muerte con mi esposa embarazada en la habitación? Podría ser dañino para nuestro bebé." Quedé perpleja ante su reacción. Marvin era un refinado empresario, y sin embargo creía que la mera mención de la palabra "muerte" podía causarle daño al niño en gestación.

Ya sea que hablemos de eso o no, la muerte es un fenómeno natural e inevitable en nuestras vidas. No obstante, a menudo he visto a gente tocar madera cuando se menciona la palabra, como si un gesto de superstición pudiera mantener alejado a ese evento no deseado. Otros sienten que la muerte llegará sola y prefieren no hablar de ella. Desafortunadamente, no dejar ningún plan solo agrega más dolor y desazón a un evento ya doloroso. ¿Sus padres ya han tomado decisiones para el momento final de sus vidas? ¿Les han dado indicaciones a su familia? Hablando y preparándonos para la muerte, disminuimos el misterio que la rodea y nos ubicamos en una posición de control.

Todos sabemos cómo nos gustaría morir—rápidamente y sin dolor. Contrariamente a nuestros deseos, la muerte llega, la mayor parte de las veces, lenta y progresivamente debido a la tecnología que ofrece opciones que no estaban disponibles hace una generación. Hoy más que nunca, la preparación para la muerte es vital.

No hay una forma fácil de lograr el entusiasmo de la gente para reconocer y planificar su muerte, pero como todos aquellos que ya han experimentado una muerte en la familia saben, la muerte requiere de preparación. Proponga el tema antes de que ocurra una crisis médica. Una vez que su padre o madre se enferma, es más duro de discutir.

Thelma. "Te diré cuál sería una buena muerte," comentó Thelma, de noventa y ocho años de edad. Ella, su hija Agnes y yo habíamos estado discutiendo la muerte del actor Walter Matthau. "Quiero a mi familia alrededor mío, pero no llorando. Quiero irme rápidamente. Sin dolor, por favor, y sin tubos ni agujas de ningún tipo. Odiaría ser una carga para mis hijos, y mi cuerpo estaría cansado de todos modos. ¡He andado mucho, no me puedo quejar!" se rió.

Al ser clara sobre cómo veía su propia muerte, Thelma le estaba dando poder a su hija para el futuro. Agnes nunca tendría que decidir si ser agresiva o no en el cuidado de su madre. No habría lugar para arrepentimientos.

Durante los últimos treinta y siete años he transitado el proceso de muerte con miles de familias. He sido testigo de muertes tranquilas, libres de dolor. También he sido testigo de muertes prolongadas por más tiempo del que se hubiera debido, con más sufrimiento del necesario. Con demasiada frecuencia, he visto familias emocional y económicamente exhaustas porque sus padres no habían dejado indicaciones.

Megan. Megan, de ochenta y cuatro años, fue internada en nuestro hogar de ancianos después de un derrame cerebral masivo, que la dejó incapacitada para tragar. La pregunta que surgió fue: ¿Se debería insertar un tubo en su estómago? Sus dos hijas estaban confundidas y enfrentadas. Cuando Jeannie afirmaba enfáticamente que no quería medidas heroicas, Mónica se oponía, "yo no puedo pedir eso. Nadie puede. Tenemos que poner ese tubo." Dado que Megan no había dejado un plan, se presentaban sentimientos muy difíciles entre las hijas que discutían por lo que asumían que su madre querría.

Para las familias de padres mayores frágiles, la duda acerca de extender la vida o no, puede ser una agonía. Debemos ser claros acerca de cuándo aprovechar la tecnología y cuándo no. De acuerdo a Robert Butler, fundador del Instituto Nacional sobre la Vejez *(National Institute on Aging)*, "los estadounidenses están solo comenzando a luchar con los temas emocionales de conservación de la vida. Es un debate nacional que va a llevar veinte años."

Tomar el Control

Así como usted quiere controlar su vida, del mismo modo querrá tener control sobre su muerte. Atemorizante como es el tema, mucho del temor proviene del hecho de tratar de eludirla. Hablar sobre la muerte y planificarla puede darle una sensación de control sobre la muerte de su padre o madre, así como también sobre la suya. En realidad, discutir las preferencias respecto de los últimos momentos de vida con sus padres es una de las más significativas y profundas conversaciones que pueda tener. Dado que la mayoría de nosotros no desea ser mantenido vivo por un tubo o una máquina, es fundamental que los deseos de su padre o madre para los últimos momentos de vida sean honrados. Hablar acerca del viaje final como familia nos permite a cada uno de nosotros tomar decisiones e incrementa la probabilidad de que las indicaciones de un padre o madre sean llevadas a cabo.

La muerte de cada uno es tan única como su vida. Aquellos de nosotros que hemos tenido la fortuna de tener a uno o a los dos padres hasta que llegaron a los ochenta, noventa o aun los cien, nos damos cuenta de que la desventaja de que hayan tenido una vida larga es enfrentar el desafío de cuidar a una persona mayor, ya que sus necesidades se incrementan a medida que ellos se vuelven más frágiles. Más que a la muerte misma, a lo que la gente le teme es a un proceso de muerte largo. Dado que la muerte es inevitable, puede llegar un momento en que su preferencia por los métodos de cura médica cambie de agresivos al cuidado no agresivo y compasivo.

¿Cómo Hablar de la Muerte?

"Solo mi hija," se rió mi padre cuando nos sentamos en un banco del patio, "me puede preguntar sobre la muerte en una tarde tan linda y soleada." Podía ver que Papá estaba debatiéndose entre seguir con la conversación o no. Cuando mis padres entraron en la mitad de sus setenta, sabía que ellos no habían hecho ningún plan, y que no habían hablado con nadie de la familia acerca de sus deseos para los últimos momentos de sus vidas. Esa tarde en particular, el momento parecía el correcto. Traté de mantener el tono de la conversación no amenazante y me concentré con el hecho de que si Papá me comunicaba sus deseos ahora, eso le permitiría mantener el control en el futuro. La conversación con mi padre me recordó con fuerza la incomodidad de este tema tan cargado emocionalmente.

"Cariño," dijo Papá, "no me preocupa lo que suceda después de que muera. Me preocupa saber cómo será todo antes de morirme." Pasaron muchos años, y nuestra conversación de verano se volvió la primera de una serie de conversaciones sobre un tema tan personal.

En el momento de la muerte de cada uno de mis padres, sentí que tenía poder para llevar adelante sus directivas. Cada uno de mis padres dejó indicaciones claras y completas. Todas las incertidumbres o ansiedades que experimenté estaban muy atenuadas. Me consolaba saber que había cumplido sus deseos.

En caso de que encuentre que su padre o madre no está listo para discutir el tema, inténtelo de nuevo más adelante. Elegir el momento correcto incrementará las posibilidades de que su mensaje sea oído. Ensaye sus palabras y espere la oportunidad correcta; el tema puede surgir inesperadamente. Los temas sensibles se discuten mejor personalmente, ya que eso le permite observar el lenguaje corporal de su padre o madre y su expresión facial. Si lo ve incómodo, podrá decidir con mayor facilidad si es mejor retroceder o cambiar la forma de acercamiento. A veces una pequeña caricia le permitirá saber a él o a ella que usted está ahí. La forma en que habla es tan importante como lo que dice.

El tema de la muerte es un arma de doble filo. Por un lado, meditamos sobre la muerte de nuestro padre o madre; por el otro, nos enfrentamos a la nuestra. Durante el período de preguntas y respuestas que siguieron a un taller sobre la muerte y el morir que presenté, un caballero de ochenta y seis años levantó su mano y preguntó, "¿Qué sucede si *yo* estoy listo y quiero hablar con mis hijos sobre mis deseos y *ellos* no pueden enfrentar el tema?"

Si su padre dice, "tú sabes, no voy a vivir siempre," o "espero estar aquí en cinco años," puede estar abriendo la puerta para alguna conversación importante. Es normal querer tranquilizarlo diciendo "Tienes un montón de años por delante, Papá," o reírse y hacer un chiste, "No seas tonto, Papá, ¡vas a vivir más que todos nosotros!" Pero ¿está escuchando lo que él le está diciendo? Si su padre está listo para hablar sobre sus deseos para los últimos momentos y usted corta la conversación, él puede sentir que usted no está capacitado para manejar su posible enfermedad o muerte. Él puede cambiarse al "modo papá" para así protegerlo de una conversación perturbadora.

Puede llegar a tener que entrar en territorio incómodo para hablar acerca de la muerte con su padre o madre. Una forma de que esta conversación continúe y de que pueda oír más sobre los deseos de su padre o madre es repetir el final de su oración en forma de pregunta. Si su padre o madre dice, "Tú sabes, no voy a vivir para siempre," usted puede responder, "¿no vas a vivir para siempre? ¿Te asusta eso?" No pierda la oportunidad de permitirle a su padre o madre que comparta sus sentimientos. Ponerlo en contacto con sus propios sentimientos sobre el tema afectará su habilidad para tener una conversación enriquecedora.

Dejar Ir

"Mamá simplemente no se deja ir," lloraba Tina, visiblemente conmovida cuando entró a mi oficina. "¿Cómo puede continuar viviendo una persona tan débil? No ha comido ni bebido nada por cinco días. Pensar en perderla es abrumador, pero Mamá está agotadísima y—aunque sea desgarrador de oír—necesita dejarse ir."

He sido testigo de familias que han rezado para que la muerte de su padre o madre suceda lo antes posible. Después, en el instante siguiente, se acusan a sí mismos por ser desamorados. "Tina," le dije, "aferrarnos a nuestros padres es básicamente un instinto humano. De cualquier modo, a veces aferrarnos ya no es tan importante como dejarlos ir."

Hay casos en los que el proceso de muerte de un paciente lleva más tiempo del usual. Recuérdele a su padre o madre cuánto lo ama, y cuán importante ha sido en su vida y en la de su familia. Dígale algo como "Yo estoy bien, Mamá. Mis hijos están bien. Tú nos has enseñado bien. Cuando estés lista completa tu viaje en paz." Que otros miembros de la familia le digan frases tranquilizadoras similares. Mis experiencias con familias no son de ningún modo un estudio científico, pero a menudo he visto que, darle a la persona permiso para morir puede ser un valioso último regalo. Encontrará que la paz que comparte con su padre o madre también le traerá paz a usted.

Charlotte. "¿Cómo puede haber sucedido esto?" dijo Charlotte, llorando en la habitación de su madre. "Estuve al lado de Mamá por doce horas completas. La dejé por treinta minutos para comer una hamburguesa y murió mientras no estaba. No es justo."

Su experiencia no es inusual. "Charlotte," le respondí, "he visto a residentes morir cuando un miembro de la familia salió de la habitación por un tiempo más corto que el tuyo; he visto a otros esperar hasta que un cierto miembro de la familia llegara. Nuestros padres harán el pasaje a la muerte en su forma personal, en su momento particular. Seguramente hay una razón por la que tú no estabas con tu madre en el momento final. Ella puede haber continuado siendo tu madre y protegiéndote mientras estuviste sentada allí. Una vez que te fuiste, pudo partir."

Cómo anticipemos la muerte de nuestros padres—con aceptación o con temor—dependerá de cuánto nos hayamos preparado para ella. Sólo ellos pueden decirnos cómo quieren que sean sus días finales. Nadie puede predecir el futuro, ni tampoco podemos garantizar que estará libre de problemas. Pero puede ayudar a sus padres a hacer del viaje final una experiencia positiva. Sus muertes siempre permanecerán en su memoria. Trabajen juntos para que sea en paz.

MEDICARE, MEDIGAP, MEDICAID—ORDENANDO UN ASUNTO INTRINCADO

"¡Ayuda!" Gritó Harriet al entrar en mi oficina. "He descubierto que mi madre no pagó su prima Medigap por seis meses. Tuvo cirugía de cataratas como paciente ambulatorio y ahora me están llegando cuentas por cientos de dólares que Medicare no cubrió. Cuando vuelva a inscribirla en Medigap será más caro por su edad y por sus enfermedades preexistentes. ¡Pueden llegar a negarle totalmente la cobertura!" continuó Harriet. "Una amiga me dijo que si yo inscribo a Mamá en una HMO, será más barato y menos complicado. Yo ni siquiera sabía si *podía* cambiar Medicare por una HMO. ¿Qué debería hacer?"

"Harriet," suspiré, "bienvenida al 'Medi' mundo. Medicare, Medigap, Medicare Advantage y Medicaid son términos con los que necesitas estar familiarizada tanto para el beneficio de tu madre como para el tuyo."

A medida que nuestra sociedad envejece, cada programa se vuelve más complejo. Las regulaciones, que varían de estado en estado, están constantemente siendo revisadas y cambiadas. Aunque la Internet puede ser útil, tratar de orientarse en ese laberinto de información puede dejarla frustrada y paralizada. He preparado definiciones amplias de los planes básicos, pero tenga presente que un abogado de su estado que se especialice en planeamiento del patrimonio o en leyes del estado para las personas mayores puede darle un mejor consejo.

MEDICARE

En 1965, Medicare se convirtió en el principal programa de seguro de salud del gobierno federal para cubrir las necesidades básicas de la gente de sesenta y cinco años de edad o mayores (y para ciertas personas discapacitadas de menos de sesenta y cinco años.) Casi todos los estadounidenses de sesenta y cinco años o mayores que han aportado al sistema del Seguro Social reciben Medicare como su programa de seguro de salud básico. Aquellos que han trabajado un mínimo de diez años en su vida en un empleo cubierto por Medicare (o que estuvieron casados con un cónyuge que lo hizo) son elegibles.

La Administración del Seguro Social *(Social Security Administration)*, que supervisa los procesos de elegibilidad e inscripción, recomienda solicitar los beneficios del Seguro Social noventa días antes del día en que desea comenzar a recibir los pagos. Su padre o madre puede decidir solicitar los beneficios ya a la edad de sesenta y dos, pero no recibirá la suma completa que habría recibido si hubiera esperado hacerlo hasta los sesenta y cinco. Desde la edad de sesenta y cinco a setenta, su padre o madre puede incrementar ligeramente los beneficios por cada mes que espere. Sin importar cuándo él o ella elija comenzar a recibir Seguro Social, debe pedir los servicios de Medicare a la edad de sesenta y cinco. (Si solicita los beneficios del Seguro Social a los sesenta y cinco, automáticamente recibirá su tarjeta Medicare.) Si elige comenzar a recibir Seguro Social a una edad más avanzada, debe solicitar el Medicare en la oficina del Seguro Social entre tres meses antes y tres meses después de cumplir los sesenta y cinco años. Si perdiese este período de inscripción, tendrá que soportar multas y demoras. Para averiguar qué beneficios del gobierno son elegibles su padre o madre, visite la página web www.benefitscheckup.org o contacte la oficina local del Seguro Social.

Los A, B, Cs y Ds de Medicare. Actualmente Medicare está dividido en cuatro partes, y probablemente se dividirá en más partes a medida que pase el tiempo. Medicare tradicional (Partes A y B) y Medicare Parte D están disponibles en todos los Estados Unidos. Medicare Advantage, Parte C, puede ser una opción dependiendo de dónde viva usted y qué planes estén disponibles en su comunidad.

Parte A—Seguro Hospitalario

Medicare Parte A cubre los gastos hospitalarios, médicos y psiquiátricos, de un paciente internado, un limitado número de días para enfermería especializada después de una estadía en un hospital y cuidado en un hospicio. Siguiendo a una hospitalización, puede también cubrir el cuidado de la salud domiciliaria por un período de tiempo. Si su padre o madre tiene derecho a los beneficios del Seguro Social, es elegible para la Parte A libre de cargo—no hay primas para esta parte de Medicare; de cualquier modo, hay un deducible anual que se incrementará cada año. Si su padre o madre tiene más de sesenta y cinco años, y no es elegible para Medicare, puede sin embargo participar como un "inscrito voluntario," pagando primas mensuales, siempre que sea un ciudadano estadounidense o haya sido un residente legal por cinco años.

Parte B—El Seguro Médico

Medicare Parte B ayuda a cubrir los servicios a pacientes que están fuera del hospital, tales como gastos de consultas médicas, servicios hospitalarios a pacientes ambulatorios, además de terapia física y ocupacional, y otros servicios de salud. También cubre pruebas diagnósticas, equipamiento durable y transporte en ambulancia. En 2005, Medicare Parte B comenzó a cubrir algunos procedimientos preventivos incluyendo un examen físico inicial dentro de los seis meses de inscripción en Parte B. También cubre el monitoreo para la detección precoz de enfermedades del corazón y diabetes, tanto como vacunas contra la influenza, vacuna contra la neumonía, Papanicolau, mamografías, y medición de la masa ósea. No cubre cuidado en un hogar de ancianos.

Si su padre o madre es elegible para la Parte A, automáticamente será inscrito en la Parte B, y entonces será responsable económicamente de todos los gastos médicos fuera del hospital. Las personas inscritas en la Parte B pagan una prima mensual que es automáticamente deducida de sus cheques del Seguro Social. En 2006, la prima de la Parte B deducida del Seguro Social fue aumentada a $ 88.50. A partir de 2007, los beneficiarios con altos ingresos pagarán más por sus primas por Medicare Parte B, basado en una escala móvil de tarifas—si su ingreso sobrepasa la suma de $80,000, más alta será la prima. Su padre o madre debe pagar un deducible anual para Medicare Parte B, punto en el cual la Parte B pagará 80 por ciento de lo que Medicare considera un "monto razonable," y su padre o madre será responsable por el restante 20 por ciento de coseguro. (El coseguro es un porcentaje de los costos por servicio, a diferencia del copago, que es un precio fijo por cada servicio.)

Si su padre o madre decide inscribirse en la Parte B en una fecha posterior, pagará una prima mensual más alta. Por cada año en que no se afilie en la Parte B, esta prima mensual se incrementará permanentemente en un 10 por ciento; si su padre o madre espera cuatro años para inscribirse en la Parte B, su prima mensual será permanentemente 40 por ciento más cara que si lo hubiera hecho inicialmente. (Esta multa no se aplica si él o ella está todavía trabajando y actualmente cubierto por un grupo empleador, el empleador anterior o un plan de retiro.) Como la Parte A, Medicare Parte B tiene períodos de inscripción específicos para aquellos que eligen inscribirse en una fecha posterior. La inscripción general es desde el 1° de enero al 31 de marzo, haciéndose efectiva la cobertura en julio. Si su padre o madre inicialmente decide no tomar la Parte B, tendrá que esperar hasta el próximo período de inscripción. Si todavía está trabajando, tiene derecho a un período de inscripción de ocho meses después de que se jubila o después de que pierde su seguro de salud patrocinado por su empleador.

Dado que el gobierno trata de contener los costos de salud, los deducibles, las primas y la cobertura de Medicare están en constante estado de fluctuación. La forma más confiable de obtener información actual es llamar al 800-633-4337 (estos números deletrean la palabra Medicare) o ir a www.medicare.gov.

Medigap. Medigap es una póliza de seguro de salud secundaria o complementaria vendida por compañías privadas para llenar el "hueco del 20 por ciento" que Medicare Parte B tradicional no cubre. Aunque los planes están diseñados para pagar el coseguro y los deducibles asociados al pago por los servicios de cuidado hospitalario, debe tener presente que Medigap no cubrirá ningún servicio no cubierto por Medicare; es estrictamente un complemento a la cobertura de Medicare. Con todas las primas, deducibles y coseguros que exceden los montos aprobados de Medicare, *un seguro complementario es crucial.* Su padre o madre debería solicitar una póliza al mismo tiempo

231

que recibe su seguro Medicare Parte B. Siempre que la solicite dentro de los seis meses de inscripción en Medicare Parte B, a un beneficiario de Medicare no se le puede negar una póliza Medigap o cobrarle más debido a enfermedades preexistentes. Si su padre o madre pierde ese período de seis meses, la compañía de seguros puede incrementar el precio de la póliza, pedirle a su padre o madre que firme una cláusula de exclusión de enfermedades preexistentes, o negar por completo la cobertura debido a enfermedades preexistentes. (Para mayor información, llame al Programa de Asesoramiento y Defensa en temas de Seguro de Salud (HICAP por *Health Insurance Counseling and Advocacy Program*) Asesores voluntarios están disponibles para darle asesoría gratuita sobre la inscripción y derecho a Medicare, y sobre Medigap y primas.)

Las compañías de seguro ofrecen diez paquetes estándar de Medigap, que van desde el básico Plan A hasta el más abarcador Plan J. Dado que las primas varían entre las compañías de seguro y de estado en estado, debe ser cuidadoso cuando elija uno. Algunos estados no ofrecen todos los planes—en cambio, ofrecen pólizas similares al cuidado dirigido conocido como Medicare SELECT. Con Medicare SELECT, a los pacientes se les pide que usen un grupo de doctores, clínicas y hospitales designados.

Medigap no cubre cuidado de custodia por tiempo prolongado, prescripciones ilimitadas, cuidado de la vista, cuidado dental, audífonos, o ayuda informal en el hogar. Es probable que los precios de las primas aumenten anualmente. Si su padre o madre se muda a otro estado en el cual su compañía de seguro actual no está disponible, tendrá sesenta días para comprar una póliza Medigap. Vaya a www.Medicare.gov/MGC. Haga comparaciones para encontrar los planes disponibles en el área geográfica de su padre o madre y para conseguir consejos prácticos para comprar la póliza correcta.

Para intentar mantener los costos de cuidado de la salud bajo control, Medicare asigna un "costo razonable" para un servicio o procedimiento. Si el Dr. Black "acepta la asignación" es porque ha acordado aceptar este pago aprobado por Medicare como el 80 por ciento de la tarifa que cobra, siendo el 20 por ciento restante pagado por una póliza Medigap. Sin el seguro Medigap, su padre o madre tendrá que pagar el coseguro del 20 por ciento.

Si el Dr. Green, también médico aprobado por Medicare, *no* acepta la asignación, puede cobrar hasta un 15 por ciento sobre la suma aprobada por Medicare. Después de que se hacen los reintegros de Medicare y Medigap, su padre o madre tendrá que pagar el restante 15 por ciento de la cuenta.

El Dr. White no es un médico aprobado por Medicare. Un paciente que elige verlo a él, entonces será responsable por el 100 por ciento del costo.

Pregunte siempre si el médico acepta asignaciones de Medicare. Si no lo pregunta, puede tener una sorpresa económica. Antes de elegir cualquier plan de Medigap, lea la letra pequeña para las exclusiones de las enfermedades preexistentes. Si su padre o madre está pensando en elegir una HMO, o si está próximo a terminar sus fondos y pronto será elegible para Medicaid, no se necesita una póliza Medigap.

Parte C: Planes Medicare Advantage–Una Alternativa para las Partes A y B

En la Ley de Presupuesto Equilibrado *(Balanced Budget Act)* de 1997, el Congreso creó Medicare Parte C, en otro intento de mantener a Medicare financieramente sólido. La idea era incrementar el número de personas mayores que recibían cuidado de salud de los planes de cuidado dirigido antes que de Medicare tradicional. Su padre o madre puede permanecer en el Medicare original u optar por salir e inscribirse en uno de los Planes Parte C Medicare Advantage disponibles. Cada uno de estos planes ofrece un tipo diferente de cobertura y algunos planes pueden no estar disponibles en todas las áreas. Dado que hay variaciones significativas entre los planes Medicare Advantage, lea cuidadosamente toda la información del gobierno y de fuentes sin fines de lucro. Ser un consumidor informado es la mejor forma de hacer las elecciones correctas de Medicare. Puede encontrar información actualizada en la página web de Medicare. Vaya al motor de búsqueda del Plan Personal Medicare www.medicare. gov/MPPF (siglas por *Medicare Personal Plan Finder*). Si su padre o madre no elige un plan Parte C en particular, será inscrito automáticamente en el Medicare tradicional.

Los planes Medicare Advantage Parte C incluyen

> *Organización de Mantenimiento de Salud (HMO por Health Maintenance Organization) y HMO con Plan de Punto de Servicio (POS por Point of Service Plan),*
> *Organizaciones de Proveedor Preferido (PPO por Preferred Provider Organizations),*
> *Honorarios Privados por Servicio (PSF por Private Fee for Service), y Plan Medicare Especializado (Medicare Specialty Plan)*

Cuando su padre o madre ingresa a un programa Plan Medicare Advantage, todavía es parte de Medicare, pero está aceptando recibir beneficios de su proveedor de su administración de cuidado de salud. El Plan Medicare Advantage probablemente será menos caro, requerirá mínimos deducibles y ofrecerá a su padre o madre beneficios no cubiertos por Medicare tradicional tales como prescripciones, asistencia odontológica y de la visión. Además, todos los planes Parte C eliminan la necesidad de una póliza Medigap. Para ser elegible en cualquiera de estos planes, su padre o madre debe estar recibiendo tanto Medicare Parte A como Parte B. Su padre o madre continuará teniendo la prima por la Parte B deducida de su cheque de Seguro Social.

La HMO. En 1986, las HMOs fueron presentadas a la población de sesenta y cinco años en adelante como una respuesta integral al Medicare tradicional, el cual cargaba a los beneficiarios con deducibles, coseguros, primas de seguro de Medigap e interminables papeleos. Las HMOs son los menos caros, pero los más restrictivos de la Parte C de los Planes Medicare Advantage. Las HMOs hacen la tentadora promesa de no exigir deducibles Medicare ni cargos por coseguros, eliminando de ese modo la necesidad del seguro Medigap. Como siempre, cuando algo suena demasiado bueno para ser cierto, probablemente no lo sea. El objetivo que el gobierno tenía con la atención regulada era poner un límite a los estudios y procedimientos innecesarios, pero según mi experiencia, los pacientes de asistencia dirigida reciben menos servicios de salud que los pacientes de Medicare tradicional, haciendo que la participación constante de la familia sea crucial si su padre o madre debe recibir atención médica imprescindible. Las HMOs amplían sus márgenes de ganancia haciendo menos por los ancianos. Infórmese sobre los derechos de su padre o madre porque en algún punto puede necesitar hacerse cargo del cuidado de su salud. *Por ley, los planes HMO deben ofrecer todo lo que ofrece Medicare tradicional.* El reto es obtener la cobertura.

Bajo la cobertura de las HMO, solo el médico primario de su padre o madre puede referirlo a un especialista, y ese especialista debe ser un proveedor de HMO. Por esa razón, los médicos de HMO son los "guardianes" que delimitan el acceso a mayor asistencia. Recibir el permiso del médico no siempre es fácil. Muchos médicos primarios intentan atender ellos mismos todos los problemas de salud de sus pacientes recurriendo a la derivación a especialistas solo si se lo necesita con urgencia o si la familia lo pide.

Los planes de atención regulada mantienen los costos bajos limitándole al paciente la posibilidad de recurrir a médicos, hospitales y hogares de ancianos incluidos en una lista de una red de proveedores. Medicare paga una determinada suma de dinero cada mes por cada paciente del plan, y la HMO se queda con todo lo que no se gasta en el cuidado de la salud. A medida que su padre o madre va envejeciendo y necesita más cuidado de salud, puede ser considerado como un pasivo financiero y puede llegar a no tener los estudios de diagnóstico que necesita. Hable si no está satisfecho con la atención a su padre o madre. Diríjase al departamento de servicio al cliente de la HMO, o use la Internet para contactar la oficina del Programa de Asesoramiento y Defensa en temas del Seguro de Salud *(Health Insurance Counseling and Advocacy Program)*. Si su padre o madre elige ver a un prestador que esté fuera de la red HMO, tendrá responsabilidad económica total por su elección—Medicare no pagará su visita.

Si su padre o madre ve que la HMO no funciona para él o ella, puede volver a Medicare tradicional pidiendo un formulario para cancelar la inscripción al plan de atención regulada, llamando a Medicare al 800-633-4337, o visitando una oficina de Seguro Social. Antes del 2006, era bastante fácil dejar un plan de administración de la salud y regresar a Medicare tradicional; pero desde el 2006, hay un período de "cerrojo"—los beneficiarios pueden cambiar de planes solo una vez al año durante un período de seis meses, el cual será acortado a tres meses en los años venideros.

La trampa de reingresar a Medicare tradicional es que su padre o madre necesitará seguro complementario. Debido a que las compañías de seguro Medigap tienen el derecho de negarle el ingreso a su padre o madre o cobrarle una tasa más alta debido a dolencias preexistentes, puede suceder que su padre o madre tenga que continuar con HMO. Revise su contrato de afiliación para ver los detalles sobre cualquier cobertura que le sea negada y que usted sienta que le corresponde por derecho. El contrato especificará un proceso de reclamos que debe ser seguido para conseguir la asistencia que necesita.

La HMO con Plan de Punto de Servicio (POS por *Point of Service*) es una combinación de HMO y planes de seguro de la salud PPO. Es un plan más atractivo, pero también es más caro. Como una HMO, el POS asigna a su padre o madre un médico de atención primaria. La diferencia es que el POS le permite a su padre o madre usar médicos y hospitales que estén fuera de la red de proveedores aprobados por POS siempre que el médico primario lo derive. Conseguir un volante médico para ver a un especialista puede resultar difícil. Si consulta a un médico que no pertenece a la red, el plan POS paga una parte del costo y el afiliado se hace cargo de cualquier otro costo adicional. Si su padre o madre pueden afrontar gastos de su propio bolsillo, conseguirá acceso a más médicos, particularmente especialistas. Tenga presente que los costos pueden ascender si su padre o madre consulta regularmente a médicos que estén fuera de la red.

Organización de Proveedor Preferido (PPO por *Preferred Provider Organization*). Una Organización de Proveedor Preferido es una combinación de la modalidad honorarios por servicios/plan de administración de la salud. PPOs son redes de médicos de cuidados primarios, hospitales y servicios de apoyo que ofrecen servicio médico a grupos o asociaciones específicos. Si su padre o madre elige este plan, tiene más opción en cuanto a médicos y asistencia en hospitales que con los planes de la HMO. Aunque puede elegir prestadores de salud que estén fuera de la red, tendrá que enfrentar un coseguro más alto. Los pacientes PPO usualmente no necesitan una derivación para ver a especialistas, pero ¡verifíquelo en la póliza! Es posible que tengan que pasar por el médico de cuidados primarios. También puede llegar a haber una prima mensual. Como con todas las elecciones de la Parte C, los Planes PPOs eliminan la necesidad de Medigap. Los PPOs pueden ofrecer beneficios adicionales, tales como servicios médicos preventivos y beneficios para medicamentos por medicamentos recetados. Antes de usar cualquier doctor que no esté en la red, su padre o madre debe preguntar si acepta el pago parcial de PPO. Si la respuesta es no, su padre o madre será responsable del costo total.

Honorarios Privados por Servicio (PFFS por *Private Fee for Service*) PFFS es un plan de seguro privado aprobado por Medicare. Incluye todos los beneficios de Medicare Partes A y B al mismo tiempo que otorga beneficios adicionales a mayores costos. Como el Medicare original, su padre o madre puede ir a cualquier médico u hospital que acepte brindar asistencia bajo las condiciones y términos de PFFS. La compañía de seguro privada decide la suma de dinero que pagará y cuánto se le pedirá a su padre o madre que pague por un servicio. Como Medicare tradicional, el prestador de asistencia de salud puede cobrarle a su padre o madre hasta un 15 por ciento más que la cuota permitida por PFFS, y su padre o madre tendrá que pagar esa diferencia. Mientras que estos planes ofrecen una elección ilimitada de prestadores, el costo total para los miembros de PFFS puede ser más alto que los honorarios del programa Medicare tradicional debido a primas ilimitadas y a los más altos costos de su propio bolsillo. Este plan puede no estar disponible en todas partes del país. Nuevamente, vaya a www.medicare.gov/MPPF para más información.

Planes Medicare Especializados. Medicare está trabajando para crear planes especializados, los cuales son una forma de ofrecer asistencia de salud más específica para ciertas personas. Si está disponible en su zona, estos planes están diseñados para proveer toda la asistencia de salud usual de Medicare tanto como asistencia más específica para tratar enfermedades en particular o afecciones tales como insuficiencia cardíaca congestiva, diabetes o la última etapa de insuficiencia renal.

Parte D—El Beneficio de Medicamentos Bajo Receta Médica

Con la aprobación de la Ley de Mejoramiento y Modernización de Medicamentos Recetados de Medicare de 2003 *(Medicare Prescription Drug Improvement and Modernization Act of 2003)* llegó un beneficio para medicamentos prescriptos llamado Medicare Parte D, efectivo a partir de enero de 2006. Después de pagar de su bolsillo los primeros $250 en medicamentos recetados (el deducible), sus padres serán responsables por solo el 25 por ciento de los próximos $2,000 (es decir, $500). En este punto, la cobertura de Medicare en verdad se detiene y sus padres son responsables por el 100 por ciento de los próximos $2,850. A estos $2,850 para los cuales sus padres no tienen cobertura se le llama "brecha."

> $250 el deducible
> $500 (25 por ciento de los próximos $2,000)
> + $2,850 la "brecha"
> _____
> $3,600 de gastos de su propio bolsillo

Cuando el total de los gastos de su propio bolsillo en medicamentos alcanza $3,600, la cobertura por medicamentos de Medicare comienza nuevamente. Desde entonces, sus padres podrán recibir los "beneficios catastróficos" y por el resto del año, solo pagarán de $2 a $5 de copago o el 5 por ciento del costo de la droga.

Un costo adicional es el de la prima: un estimado costo de $35/mes ($420/año) en el 2006. La inscripción no es automática sino voluntaria. Si las personas mayores no se inscriben en la Parte D en los primeros seis meses en que son elegibles, y después, más tarde deciden hacerlo, tendrán que pagar primas más altas—una multa de aproximadamente uno por ciento de la prima por cada mes de demora. Cada año, los deducibles y los costos de su propio bolsillo de sus padres comienzan nuevamente y, por supuesto, cada año el deducible, los copagos, y las primas se incrementarán basados en el gasto total en medicamentos de Medicare. El período de inscripción inicial irá del 15 de noviembre al 31 de diciembre del año anterior a aquel para el cual sus padres se están inscribiendo. En cualquier momento durante los primeros tres meses del año, sus padres podrán cambiar su plan de medicamentos prescriptos; después de eso, quedan fijos.

Bajo la nueva ley, los ancianos de bajos ingresos reciben ayuda especial, aunque hay una evaluación estricta de los bienes que puede descalificar a algunos de ellos para recibir esa ayuda. Hay múltiples niveles de ayuda por bajos ingresos, y cada estado tiene sus propias condiciones de elegibilidad. Puede suceder que los individuos de escasos recursos no tengan que pagar primas mensuales y deducibles, y pueden llegar a estar protegidos de la "brecha." Para los residentes de bajos ingresos en los hogares de ancianos, no se exigen los copagos.

Medicaid (Medi-Cal en California y Mass Health en Massachussets)

Creado en 1965, Medicaid es un programa de seguro de salud administrado por cada estado conjuntamente con el gobierno federal para gente que vive bajo el nivel de pobreza. Cada estado determina sus requerimientos para la elegibilidad y supervisa su propio programa de Medicaid. Ser elegible para Medicare no significa necesariamente que usted es elegible para Medicaid; sus padres deben verificar que su ingreso y bienes no exceden la suma establecida por el estado en que residen. Si sus padres son elegibles, no necesitarán seguro Medigap adicional.

Medicaid, el pagador a hogares de ancianos más grande de la nación, cubre muchos gastos que Medicare no cubre. Ayuda a las personas mayores con los costos por medicamentos recetados tanto como con audífonos y asistencia odontológica. También paga los deducibles Medicare, todos los coseguros, y la prima mensual por la Parte B. En resumen, cualquier cosa que Medicare no pague, la cubrirá Medicaid. Dado que Medicaid limita lo que se puede cobrar dentro de la industria médica, no es sorprendente que un significativo número de médicos y hogares de ancianos estén retirándose del programa o limitando el número de pacientes de Medicaid que asistirán.

Sus padres pueden solicitar beneficios de Medicaid en la oficina de asistencia social del condado, en el departamento de salud pública, o en una oficina estatal de servicios sociales. Dado que cada estado está continuamente modificando los requerimientos y restricciones de elegibilidad, chequee con la oficina de asistencia social local las pautas y trámites más recientes. Para la información más actualizada y apropiada del estado de residencia, llame al Localizador de personas mayores al 800-677-1116 para pedir el número de teléfono de la Agencia del Área sobre Asuntos de la Vejez *(Area Agency on Aging)*, o consulte en www.n4a.org. También puede contactar los Centros para Servicios Medicare y Medicaid (CMS por *Centers for Medicare and Medicaid Services*) en www.cms.hhs.gov.

Joanna y Chuck. Joanna, de ochenta y siete años, me llamó a mi oficina una tarde preguntándome si yo aceptaba pacientes Medicaid. "Mi esposo y yo les enseñamos a nuestros hijos a ahorrar su dinero y a tomar buenas decisiones de negocios. Cuando mi hijo nos recomendó que transfiriésemos nuestros bienes a su nombre, parecía tener sentido. De esa forma si alguna vez necesitábamos asistencia en un hogar de ancianos, el estado correría con los gastos. De modo que lo hicimos. Bien, ahora mi esposo Chuck está en un hogar para ancianos, y la asistencia que está recibiendo es apenas suficiente. Mis amigos me dicen que es porque la mayoría de los pacientes en el centro reciben ayuda social de Medicaid. Cada vez que voy a verlo, se me parte el corazón. No teníamos idea de cuán limitado sería el cuidado con Medicaid. Le dije a mi hijo que podemos llegar a necesitar que nos devuelva nuestro dinero si Medicaid no puede ofrecer el cuidado que queremos para Chuck."

La ventaja de pagar en forma privada un hogar para ancianos es que sus padres tienen más posibilidades de ingresar a un establecimiento de su elección porque pagarán una tasa diaria más alta que los beneficiarios de Medicaid. Las familias cuyo padre o madre estén próximas a terminar sus fondos deberían ingresarlo en un establecimiento que sea una combinación de pago privado y Medicaid como un residente que pagará en forma privada. Después, cuando su padre o madre termine sus fondos, el hogar de anciano está obligado a permitirle quedarse. El trabajador social del centro puede ayudarlos a llenar las tediosas solicitudes de Medicaid. Si su padre o madre agotara sus fondos en un establecimiento que *no* acepta reintegro de Medicaid, el trabajador social puede darles los nombres de establecimientos en su área que tengan contrato con Medicaid. Generalmente, cuanto mejor sea la mezcla de pacientes que paguen en forma privada, pacientes Medicaid y pacientes Medicare (rehabilitación), más serán las oportunidades de que la residencia ofrezca un adecuado nivel de asistencia.

Planificación Medicaid. Para las parejas casadas, el cuidado a largo plazo puede causar la ruina económica y la pérdida de la casa de la familia. La "planificación Medicaid" es una forma legal de reorganizar los bienes para hacer que uno de los esposos sea elegible para el programa de Medicaid sin empobrecer al otro. En 1988, La Ley de Cobertura Catastrófica Medicare *(Medicare Catastrophic Coverage Act)* (también conocida como la Ley de Protección al Empobrecimiento del Cónyuge *(Spousal Impoverishment Protection Law)* se convirtió en ley federal y permitió que los bienes y el ingreso de una pareja fueran divididos de modo que uno de los esposos no perdiera todo en caso de que su compañero necesitara cuidados en un hogar de ancianos. Si los bienes de sus padres no han sido adecuadamente administrados, su cobertura Medicaid en un hogar para ancianos puede estar en peligro y ambos esposos pueden perder bienes que tienen derecho a conservar. Las reglas varían de estado a estado, pero todos los programas Medicaid exigen complicados límites de bienes e ingresos. Aún si piensa que su situación es sencilla, es crucial buscar el asesoramiento de un abogado especialista en leyes para personas mayores que esté familiarizado de los procesos Medicaid en el estado de residencia de sus padres. Hágalo antes de intentar calificar para la cobertura.

"Gastar para reducir" es un término que se usa para referirse al hecho de usar todos los ahorros para satisfacer los requerimientos de elegibilidad de Medicaid. Su padre o madre no puede solicitar los beneficios del Medicaid hasta que reduzca sus ahorros hasta el nivel que su estado de residencia considera nivel de pobreza. Actualmente en California, un individuo tiene que gastar hasta $2,000; para una pareja es $3,000. Muchos estados están actualmente revisando y haciendo más estrictos los requerimientos de elegibilidad económica, y la tendencia actual ha sido extender los períodos de "mirada retrospectiva" para investigar la condición económica real del postulante. En otras palabras, el gobierno buscará encontrar gastos excesivos para reducir los ahorros o donaciones, que hayan sido hechos con el solo propósito de esconder bienes y postularse para la asistencia social.

Como sociedad, ¿estamos eligiendo no gastar nuestros ahorros en nuestro propio cuidado al final de la vida? ¿La creativa planificación económica de los adultos mayores debería convertirse en la carga económica de quienes pagan impuestos? La discusión de la planificación Medicaid como medio de proteger los bienes de sus padres provoca una fuerte respuesta emocional; las opiniones difieren en cuanto a si es legal, ética o aún ventajosa. Este tema no será resuelto aquí, pero después de haber trabajado por años en hogares de ancianos que contratan Medicaid, recomiendo que las familias piensen dos veces antes de transferir los fondos de sus padres a otra persona para ser elegibles para Medicaid. Medicaid paga solo por una "mínima asistencia," lo cual a menudo se traduce en una asistencia de muy pobre calidad. Cuando la mayoría de los residentes están por Medicaid, el reintegro es tan bajo que el hogar de ancianos se ve forzado a trabajar con poco personal. Además, con Medicaid no hay flexibilidad en las opciones de cuidado a largo plazo—solo cubre hogares de ancianos. Si su padre o madre transfiere sus bienes y después necesita cuidados de vivienda asistida, Medicaid no pagará por este nivel de cuidados. Su padre o madre puede encontrarse con que no tiene fondos disponibles para su cuidado, a menos que ingrese a un hogar de ancianos, lo que tal vez él o ella no necesite específicamente. En otras palabras, puede haber cambiado bienes valiosos por una asistencia de salud mínima.

Las residencias de buena calidad Medicaid existen, pero tiene que esforzarse para encontrarlas. (Ver Capítulos 12 y 14 sobre cómo elegir un hogar de ancianos.) Si su padre o madre vive en un área donde los establecimientos Medicaid son la única opción, le recomiendo seriamente a la familia que participe en forma activa y que pregunte al personal de enfermería qué pueden hacer para ayudar con el cuidado de su padre o madre. Verán que la participación familiar logra un nivel de cuidado más alto por parte del establecimiento.

SEGURO DE CUIDADOS A LARGO PLAZO

Al final de sus sesenta años, Sue compró un seguro de cuidados a largo plazo. "Tenía la sensación de que necesitaría ayuda," dijo, "y no quería que mis chicas se preocuparan por mí y tampoco la ayuda del gobierno." Ahora con ochenta y cuatro, Sue es una residente de vivienda asistida y su póliza de cuidados a largo plazo está pagando $100 por día por su cuidado por tres años. Aunque el costo de su habitación es de $4,000 por mes, entre su Seguro Social, una pequeña pensión, y el beneficio de cuidados a largo plazo, no tendrá que recurrir a sus ahorros por tres años. Para Sue el seguro de cuidados a largo plazo valió la pena.

Tradicionalmente, las familias han pagado en forma privada (de su bolsillo) el cuidado que se da en la casa o por vivienda asistida. Para la asistencia en hogares de ancianos, confían en fondos privados o en Medicaid. Ahora, el seguro de cuidados a largo plazo ofrece una tercera alternativa.

Mientras que la mayoría de los seguros dan cobertura por lo inesperado, este seguro cubre lo esperado—a menos que suceda una muerte anticipada, todos seguramente nos volveremos viejos y necesitaremos ayuda. Con la mayoría de los seguros, el asegurado espera no tener que usar la cobertura nunca. Con el seguro de cuidados a largo plazo, la mayoría de los asegurados necesitarán los beneficios.

Una póliza de seguro de cuidados a largo plazo de buena calidad cubrirá los gastos que Medicare no cubra; por ejemplo, cuidado de la salud en casa, cuidado de día del adulto, vivienda asistida, o una residencia con cuidados de enfermeros especializados. Puede aumentar sus posibilidades de permanecer económicamente independiente y permanecer en casa el tiempo más largo posible. El seguro de cuidados a largo plazo le ayudará a vivir donde usted elija, recibir el cuidado que necesita, y decidir quien brindará esa asistencia.

¿Quién es un candidato para el seguro de cuidados a largo plazo? No hay pautas que cubran a todos, y hay tantas razones para no comprarlo como las hay para comprarlo. Si su padre o madre tiene ochenta años de edad o más, o sufre de una enfermedad crónica progresiva, este tipo de seguro posiblemente no sea una opción. El costo sería tan alto que superaría el valor de la póliza. Además, el asegurado debe ser capaz de comprometerse a pagar la prima (incluyendo los incrementos inesperados) hasta que necesite el beneficio. El seguro de cuidados a largo plazo no es para alguien cuyos fondos se acabarán en un corto tiempo, ya que pronto será elegible para Medicaid. Dado que los adinerados pueden pagar cuidados a largo plazo y los pobres serán cuidados por el programa de asistencia social del estado, es el estadounidense medio el que necesita considerar el seguro de cuidados a largo plazo. Las compañías aseguradoras recomiendan pólizas para aquellos que están en los últimos años de los cuarenta o los primeros cincuenta. De cualquier modo, este grupo ya tiene prioridades económicas con las que el seguro debería competir—la educación de los hijos, créditos hipotecarios, y ahorros de retiro. Una póliza de seguro de cuidados a largo plazo no debería afectar su nivel de vida.

Dicho esto, para alguien que esté entre el final de sus cincuenta y los primeros años de los setenta, puede valer la pena investigar sobre un seguro de cuidados a largo plazo. Más complicada que otros tipos de seguro, estas pólizas varían ampliamente de acuerdo a lo que cubran, cuánto cubran y por cuánto tiempo se extienda esa cobertura. El costo depende de la edad, el estado de salud y el tipo de beneficios elegido. La industria del seguro de cuidados a largo plazo está todavía en pañales y solo estamos comenzando a ver cuán efectiva será.

Cuando solicite una póliza, se le pedirá que decida: (1) una suma de beneficio diaria, (2) la cantidad de años por la que quiere que la compañía le pague este beneficio, y (3) el deducible (el número de días o meses comprendidos entre el momento en que usted empieza a tener derecho a recibir el beneficio y el momento en que realmente la compañía empezará a pagarle.) Su prima estará basada en estas decisiones tanto como en su edad y su estado de salud actual.

Para comenzar a recibir los beneficios, generalmente el titular de la póliza debe requerir ayuda con dos o más actividades de la vida cotidiana (ADLs por *Activities of daily living*). ADLs incluyen el baño, vestirse, comer, trasladarse de la cama a una silla, usar el inodoro, y manejar la incontinencia. La habilidad del paciente para llevar a cabo estas tareas es evaluada por un enfermero matriculado que es un empleado de la compañía de seguros. En algunos casos, las compañías de seguro exigen que un médico certifique que el paciente requiere ayuda con ADLs.

Elija su agente de seguro cuidadosamente. Dado que le confiará su información económica y sus objetivos para el cuidado a largo plazo, tenga en consideración la recomendación de un amigo, un contador, un abogado especialista en leyes para personas mayores. Tome la decisión final con cuidado. Tenga presente que las pólizas están plagadas de contingencias que le pueden impedir recibir sus beneficios. Investigue, compare, y lea todo. Dado que no hay beneficios estandarizados, asegúrese de que su agente represente a un número de corredores de seguros de modo que tenga una variedad de pólizas entre las que elegir. Un agente con experiencia le ayudará a decidir si usted puede pagar este tipo de cobertura y si la póliza que está considerando satisfacerá sus necesidades en el futuro.

Dos asuntos mayores son si la compañía de seguros podrá financiar la avalancha de demandas de pago en los próximos veinte o treinta años, y aún si la compañía seguirá existiendo hasta ese momento. Si su compañía de seguros llegara a quebrar, usted podría perder su cobertura o tener que afrontar pesados aumentos dispuestos por la compañía que la compre. De modo que elija una compañía de reconocida trayectoria con capitales que lleguen a billones que pueda resistir la arremetida económica de futuros reclamos de pago. Antes de firmar, haga que su agente revise sus derechos en caso de que la compañía no cumpla.

Si una compañía de seguro garantiza cobertura para el día siguiente, sea cauteloso. Si no evalúan su estado de salud, probablemente no evalúen el estado de otros postulantes tampoco; puede terminar en un fondo de seguro en el cual mucha gente tiene dolencias preexistentes. En ese caso, los aumentos de su prima serán considerables o la compañía puede no pagar en absoluto.

El dilema de Alice. El esposo de Alice había sido un residente en nuestro establecimiento por siete años. Después de su muerte, Alice continuó fielmente trabajando como voluntaria, ayudando a los residentes durante las clases de arte. Ahora de ochenta años, Alice entró resoplando a mi oficina una tarde con una gran carpeta llena de correspondencia de una compañía de seguros. "La prima de mi seguro de cuidados a largo plazo ha subido otra vez," dijo, muy agitada. "No sé qué hacer. Estoy viviendo con un ingreso fijo y este es el segundo incremento en trece años." Sacudiendo su póliza en el aire, exclamó, "Aquí dice que puedo permanecer en mi nivel actual de prima solo si recorto mis beneficios. Estoy sola. ¿Cómo puedo saber con seguridad si la compañía realmente pagará cuando llegue el momento? No estoy segura de que este seguro haya sido una buena compra después de todo. ¿Tienen derecho a seguir haciendo esto?" me preguntó.

Sí, lo tienen. La compañía de seguros no puede aumentar la prima de solo una persona, pero puede elevar una petición a los reguladores de seguro del estado y probar que los titulares de pólizas en un determinado fondo de asegurados está costando más que lo que la compañía puede financiar—en otras palabras, que están recibiendo más reclamos de beneficios que lo que habían estimado. Aún si la compañía invierte en acciones que caen en valor, puede tener que aumentar las primas para pagar los reclamos de beneficio actuales.

El seguro de cuidados a largo plazo ha sido popular por solo quince años aproximadamente. Las compañías de seguros están recién comenzando a ver demandas de pago presentadas por el primer grupo de titulares de pólizas. A medida que se empiezan a ver los costos futuros, ¿podrá pagar las primas más altas con un ingreso fijo? ¿O los aumentos continuos volverán inaccesible su póliza justo en el momento en que usted la necesite?

Alice se encontraba en una situación de desasosiego. Podía hacer tres cosas, aumentar su prima, reducir el tiempo de cobertura, o incrementar el deducible. También podía renunciar a la póliza. Con su ingreso mensual, no podía pagar una nueva prima. Decidiendo reducir sus beneficios para mantener su prima actual, Alice recortó la extensión de su cobertura de cuatro años a tres. "A este ritmo, ¿tendré alguna cobertura en el momento en que la necesite?" preguntó con aprensión. No le pude responder.

De acuerdo con una investigación de *Consumer Reports,* el seguro de cuidados a largo plazo para la mayoría de la gente es "demasiado riesgoso y demasiado caro." Los investigadores revisaron los planes ofrecidos en California en cuanto a la seguridad de las instituciones que los ofrecían. Sólo tres de cuarenta y siete tuvieron una buena calificación. La investigación revelaba que las letras pequeñas en muchas pólizas pueden impedirle recibir el pago, y confirmó que no hay garantías de que estos aseguradores estén todavía en el negocio dos o tres décadas a partir de ahora cuando usted necesite que le paguen.

Las siguientes definiciones de la terminología del cuidado a largo plazo pueden ayudarle a tomar una decisión de compra más informada.

Período de beneficio. Esto es la extensión de tiempo por la cual una póliza pagará los beneficios, es decir, por cuánto tiempo usted recibirá asistencia económica, designado en años desde uno a toda la vida.

Beneficio diario. Esto es la suma máxima por día que una póliza pagará por los servicios de cuidado a largo plazo. Verifique el costo del cuidado en su zona y haga las cuentas para determinar qué cobertura necesita. Si no usa la suma total de su tasa diaria, la parte no usada permanece en el valor de su póliza.

Período de eliminación. El período de eliminación (también conocido como deducible o período de espera), es el número de días que paga de su bolsillo antes de que comience la cobertura de su póliza. Este período puede ir de cero a cualquier número de días que usted elija en el momento en que compre la póliza. Cuanto más corto el período de eliminación, más cara será la póliza.

Protección por inflación. Una cláusula de protección por inflación automática en la póliza adapta los beneficios para que se mantengan actualizados en cuanto a la inflación sin incrementar la prima. Sin esta protección, una póliza puede resultar prácticamente inútil.

Enfermedad preexistente. Este término se refiere a la enfermedad o síntoma por el que se ha consultado a un médico o se ha recibido tratamiento con anterioridad a la solicitud de la póliza de seguro. Cuando llene un formulario de inscripción, sea tan honesto y preciso como sea posible. Si usted deja de mencionar una enfermedad, el asegurador puede después rehusarse a pagar por un tratamiento relacionado con la dolencia omitida, y puede aún poner fin al contrato.

Exención de prima. Con una exención de prima, una vez que comienza a tener derecho a recibir beneficios, ya no tendrá que pagar primas mensuales. De cualquier modo, dado que algunas pólizas no proveen exenciones de prima, debe revisar la letra pequeña.

Póliza tasada. Si tiene una enfermedad preexistente (tal como diabetes o hipertensión) que implica riesgos de salud futuros para usted y riesgos económicos para la compañía de seguro, el asegurador puede ofrecerle una póliza tasada, que es una póliza que toma en consideración potenciales costos específicos y tendrá una tasa más alta que un plan estándar.

Estipulación de posibilidad de descenso. Dado que el costo de las primas mensuales aumenta—y lo hará si no tiene protección por inflación—esta estipulación le permite reducir sus beneficios para mantener baja la prima. Sin esta estipulación de posibilidad de descenso, debe pagar el costo adicional de cada nuevo incremento de prima.

Aviso a una tercera persona. Si su padre o madre se olvida de pagar su prima mensual, la compañía de seguro de cuidados a largo plazo debe notificar a una tercera persona que ha sido especificada por el asegurado—usualmente un miembro de la familia—antes de que la póliza se dé por terminada. Este aviso puede ser muy valioso dado que una familia a menudo no se da cuenta cuándo un padre o madre está comenzando a volverse olvidadizo. Asegúrese de requerir este beneficio.

Aval. Las pólizas de seguro de cuidados a largo plazo requieren de chequeos médicos llamados aval, que evalúan su salud antes de que usted compre una póliza. Cuanto más estricto sea el asegurador, más posibilidades tiene que las primas no aumentarán tan a menudo, dado que su padre o madre serán clasificados con un grupo de gente más saludable. Algunas compañías son menos estrictas que otras, pero recuerde, las compañías que se jactan de que pueden asegurar de la noche a la mañana, recibirán más reclamos de pago y necesitarán aumentar las primas con más frecuencia.

DIRECTIVAS ANTICIPADAS

"Mamá no querría vivir así," discutía Joseph con su hermana mayor, Jean, cuando se sentaron en mi oficina. "Siempre decía, 'No me mantengan por acá si ya no sé quién soy.' Bien, ahora tiene noventa años, y no sabe quién es, dónde está, ni siquiera quiénes somos nosotros. Usar una intravenosa para mantenerla viva cuando ella ya no puede tragar va contra lo que ella quería."

"No estoy de acuerdo contigo, Joe," respondió Jean, "No puedo ver como muere de hambre."

"Jean, esto no se trata de ti," rebatió Joseph. "Se trata de Mamá. Si no nos podemos poner de acuerdo en esto, ¡el médico continuará alimentando a Mamá a través de una aguja en su vena para siempre!"

A pesar de lo dramático que suena esta conversación, no es poco común cuando las familias se encuentran sin una pauta escrita. Ya sea por falta de información, o temor a tratar el tema, o desacuerdo respecto del mejor curso de acción, muchas familias entran a la última etapa de cuidados sin una definición clara del cuidado médico que el padre o madre hubiera querido.

En 1991, la Ley de Autodeterminación del Paciente *(Patient's Self-Determination Act)* se convirtió en ley federal y cambió la cara de la asistencia dada a los moribundos. Fue la primera ley que requería a los hospitales y a los establecimientos de hogares de ancianos que les dieran a los residentes y sus familias información escrita explicándoles el derecho a rechazar o aceptar tratamientos en caso de que el residente se volviese incapacitado. Ahora, más y más familias tienen conciencia de la importancia de directivas anticipadas, instrucciones escritas para dirigir el cuidado de la salud en el caso de que el padre o madre pierda la habilidad para tomar o comunicar decisiones médicas para sí mismo. Si una directiva anticipada, el personal del hospital está obligado a mantener al paciente vivo aún con métodos agresivos, tal vez prolongando su sufrimiento. Una directiva anticipada hubiera liberado de la carga a Joe y Jean en el momento en que estaban contrariados emocionalmente por la crítica condición de su madre. Pero dado que su madre no había expresado sus deseos por escrito, no podía elegir su propio cuidado.

Las dos directivas anticipadas más comunes son el testamento vital y el poder notarial duradero para el cuidado de la salud (DPA por *durable power of attorney*). Ambos son documentos legales que le permiten a su padre o madre exponer por escrito sus deseos en cuanto al cuidado de la salud. Un testamento vital se concentra exclusivamente en el tratamiento médico que su padre desea recibir cuando está sufriendo una enfermedad terminal. Un DPA va un paso más allá al asignar a un representante para que cumpla los deseos de su padre o madre y que tome decisiones en su beneficio. En algunos casos, las dos directivas están reunidas en un solo documento. El testamento vital y el DPA pueden proteger a su padre o madre de recibir cuidado médico agresivo o invasivo. Planificar con anticipación protege a su padre o madre, da pautas a la familia y es muy valioso para quien tiene que tomar las decisiones.

Las directivas anticipadas deben ser firmadas *antes* de que se las necesite. Si su padre o madre es reacio a hablar acerca de las decisiones para los últimos días de vida, sea persistente mientras que todavía esté saludable. Si un pariente o amigo tuvieron recientemente un contratiempo de salud, podría usar esto como una oportunidad para preguntarle a su padre o madre qué tratamiento habría elegido él si hubiera estado en la misma situación.

Aunque la terminología, los estatutos y documentación varía de estado en estado, una directiva anticipada por escrito en un estado debería ser válida en los otros cincuenta. Aún si una directiva anticipada no es oficialmente reconocida en ciertos estados, puede sin embargo servir como guía a los miembros de la familia y a los profesionales de la salud cuando una persona ya no puede comunicar sus propios deseos.

La mayoría de los estados tienen formularios impresos que satisfacen todos sus requerimientos. Una buena fuente para formularios aprobados por su estado es Envejeciendo con Dignidad *(Aging with*

Dignity) (www.agingwithdignity.org). Muchos locales de venta de aprovisionamiento para oficina tienen los formularios, y también se pueden bajar de la Internet. Aunque los formularios se explican a sí mismos, puede llegar a estar más cómodo si un abogado prepara estos documentos.

El Testamento Vital

En un testamento vital, su padre o madre describe cuánta intervención médica quiere para la preservación de su vida o qué tratamiento médico acepta para la prolongación de su vida en caso de que estuviera incapacitado para comunicar sus deseos a los profesionales de la salud que lo están atendiendo. Los testamentos vitales son usados con frecuencia para decirle al médico que solo administre tratamientos que mantengan al paciente libre de dolor cuando la muerte es inminente y cuando un tratamiento agresivo no tiene ningún sentido. De esta forma, ayudan a evitar la hospitalización inapropiada. Con un testamento vital, su padre o madre mantiene el control hasta el fin de su vida. Cuando el paciente es todavía capaz de tomar sus propias decisiones, un testamento vital puede ser fácilmente revocado. Si su padre o madre lo revoca, todas las copias conocidas deben ser destruidas y su médico y los profesionales de la salud que lo atienden deben ser notificados. Esto evitará confusiones cuando otro documento sea redactado.

Dado que un testamento vital se activa solo cuando el paciente está sufriendo una enfermedad terminal o inconsciente en forma permanente, es una directiva limitada; no dirige las acciones que se deben llevar a cabo en muchas situaciones clínicas que pueden aparecer. A diferencia de un poder notarial duradero para el cuidado de la salud (DPA por *Durable Power of Attorney for Health Care*), el testamento vital no designa un representante para el cuidado de la salud.

De estas dos formas, el DPA será el más valioso. En muchos estados, la terminología del testamento vital está incluida en el DPA.

Poder Notarial Duradero para el Cuidado de la Salud (DPA)

Este documento le permite a su padre o madre designar a un representante para asegurarse de que se llevarán a cabo las decisiones médicas especificadas. También conocido como un "representante del cuidado de la salud," "apoderado," o "sustituto," esta persona tiene autoridad legal para tomar decisiones en cuanto al cuidado de la salud en representación del paciente en el momento en que se vuelve incapacitado, o incapaz de otro modo de tomar decisiones médicas. Haga que su padre revise el DPA con su médico. Como la persona sustituta que toma las decisiones, el representante de cuidado de la salud puede recordarle periódicamente al médico los deseos de su padre o madre.

Su padre o madre debería elegir quien toma las decisiones a una que comparta sus valores y en quien él o ella confíe para hacer cumplir sus deseos. El representante de cuidado de la salud debe comprender totalmente los deseos tal como están declarados en las directivas. Si su padre o madre lo elige a usted, pregúntase si usted está en condiciones emocionales para realizar esta tarea. ¿Puede llevar adelante los deseos de su padre o madre hasta el final aun cuando éstos especifiquen que no se deben tomar medidas heroicas? Aún cuando los últimos deseos estén escritos en blanco y negro, a menudo hay una gran cantidad de culpa y de agitación emocional al llevar a cabo la última petición de su padre o madre. Debe recordar que usted no está tomando la decisión, sino su padre o madre. Las directivas solamente guían y le recuerdan que debe mantenerse fiel a los deseos de su padre o madre. A menos que su padre o madre especifique un período de tiempo más corto (por ejemplo, el que sigue a una cirugía con riesgo de vida), el DPA es válido indefinidamente. Un DPA puede ser revocado (cancelado) en cualquier momento. Uno nuevo invalida todas las directivas anteriores.

Dado que no se centra solo en la muerte inminente, el DPA cubre un rango amplio de posibilidades. Se aplica a todas las decisiones médicas, no solo a las decisiones de preservación de la vida, aunque puede especificar tratamientos que su padre o madre desee o no permitir, tales como cirugías o nutrición e hidratación artificial. El representante de cuidado de la salud puede contratar un establecimiento de cuidados de enfermería especializadas, dar consentimiento para ciertos procedimientos médicos específicos, y designar qué tipo de tratamientos de preservación de la vida deberían o no deberían ser usados. Las directivas anticipadas reducen la posibilidad de conflictos en el establecimiento de cuidado de la salud donde se toman muchas decisiones cruciales. Tal vez lo más importante, evitan los conflictos, las luchas por tener el control, y debates sobre los últimos momentos entre los miembros de la familia.

Vince y Bernice. "Si Papá nos hubiera permitido ayudarlo," dijo Vince, sacudiendo su cabeza con frustración, "mi hermana y yo no nos encontraríamos en este aprieto." Vince había pasado por mi oficina para agradecer al personal por el cuidado que le habían dado a su padre.

"Papá no nos dio ni a Bernice ni a mí un poder notarial para sus finanzas, de modo que nunca tuvimos ninguna participación en ninguna de sus transacciones de negocios," continuó Vince. "No dejó testamento, ni fideicomiso, ni directivas en cuanto a qué hacer con su patrimonio. Nunca quiso hablar acerca de su dinero. Descubrimos que tenía un caja de depósito de seguridad que ahora el banco ha sellado. ¿Quién sabe que hay allí? Él no pensaba que tenía un gran patrimonio, pero cuando sumas su cuenta bancaria, sus acciones, su casa, auto, y seguro de vida, hay más dinero del que él pensaba. Me temo que mitad de todo eso irá al gobierno. Mientras tanto, Bernice y yo tenemos que usar nuestro propio dinero para pagar sus cuentas hasta que los procesos judiciales *(probate)* estén terminados. ¡Qué pesadilla!"

Si manejar los temas emocionales y de cuidado de la salud de su padre o madre lo hace sentir abrumado, pruebe adicionarle problemas económicos a su capacidad ya colmada. Para muchas familias esta es una responsabilidad incómoda y que consume mucho tiempo. Las consecuencias de no estar preparado pueden ser devastadoras y costosas. Enfrentar procedimientos judiciales de *probate,* pago de impuestos innecesarios, y otras complicaciones económicas inesperadas dejaron poco tiempo a Vince y Bernice para ocuparse de su pérdida emocional. Vince se dio cuenta demasiado tarde de cuánto estaba en juego. Él debería haber sido más persistente al alentar a su padre a que designara a un miembro de la familia o a un colega para que se encargara de manejar sus asuntos económicos después de su muerte.

¿Han protegido sus padres sus bienes? ¿Han dejado instrucciones en cuanto a quién puede hacerse cargo y tomar decisiones legales por ellos? Ninguna familia, por más pequeño que sea su patrimonio, debería carecer de una planificación de su patrimonio. Muchas veces, el valor de un patrimonio ha crecido en forma importante sin que el resto de la familia lo supiera. La planificación del patrimonio distribuirá los bienes de sus padres de acuerdo a sus indicaciones y minimizará las obligaciones impositivas en el momento de su muerte. Se pueden evitar honorarios innecesarios, demoras e impuestos. Tales planificaciones les permiten a sus padres controlar sus bienes tanto durante su vida como después de su muerte.

Aliente a sus padres a discutir las preocupaciones económicas que puedan aparecer en el momento de su muerte, o de su incapacidad mental o física. Si ellos todavía no han preparado un testamento, un poder notarial para las finanzas, y un fideicomiso vital revocable, hable con ellos sobre el beneficio de hacerlo. Si no puede persuadirlos, tal vez tenga que aceptar que esta es su decisión y que ellos tienen el derecho a decidir que tu participación no es una opción.

La información económica es un asunto privado, y discutirla puede generar incomodidad entre usted y sus padres. Usted puede sentir temor de parecer demasiado interesado en su herencia. Sus padres pueden temer perder el control sobre sus finanzas o temor de que alguien esté tratando de quitarles su dinero. También pueden temer lastimar los sentimientos de uno de los hermanos cuando designen a otro para hacerse cargo de sus bienes. La ayuda de un abogado especialista en leyes para personas mayores puede reducir la tensión familiar ya que puede ofrecer consejo y seguridad.

Discutir asuntos de dinero para después de la muerte es un desafío para el mejor comunicador. Frecuentemente he visto a hijos adultos esperar hasta que ocurra una crisis de salud, y para entonces ya es demasiado tarde. Busque oportunidades tales como la preparación de su propia planificación de sus finanzas. Pídale consejo a su padre o madre; después pregúntale qué planes ha hecho. Dado que la presión frecuentemente produce resistencia, resolver el tema puede llevar más de una conversación. Que sus padres se encuentren lo más involucrados posible les dará una sensación de control. Algunas familias invitan a sus padres a concurrir a un seminario sobre planificación de patrimonio o concurren ellos mismos a clases y luego comparten la información valiosa que obtienen. Recuerde la técnica del "yo," mencionada en el Capítulo 4. ("A mí me preocupa no poder ayudarte o no saber qué hacer si sucede algo," o "Estaré más tranquilo si sé qué quieres que haga.") El objetivo es hablar francamente con sus padres sobre los planes para sus finanzas.

Ensaye la conversación en su cabeza. Entonces, cuando se presente un momento tranquilo, relajado, estará listo. Escuche cuidadosamente lo que está diciendo su padre o madre. No organizará todo de la noche a la mañana, pero habrá abierto el tema para la discusión. Si usted siente que no es la persona más adecuada para manejar los asuntos financieros de sus padres, elija al miembro de la familia que lo sea.

No es infrecuente que los hijos adultos no tengan idea dónde son guardados los documentos legales de sus padres. Pregunte antes de que ocurra una crisis. La siguiente es una lista de documentos que debería poder ubicar:

Poder notarial duradero para el cuidado de la salud (o directiva anticipada para el cuidado de la salud)

Poder notarial duradero para las finanzas

Tarjeta de Seguro Social

Certificados de nacimiento, matrimonio, divorcio y ciudadanía

Tarjeta de Medicare

Tarjeta de seguro Medigap

Seguro del auto

Seguro de la propiedad

Seguro para cuidados a largo plazo

Seguro de vida

Nombres de bancos donde tengan cuentas corrientes y de ahorro, o préstamos

Nombres, direcciones y números telefónicos de médicos, abogados, asesores financieros y agentes de seguro

Información sobre caja de depósito de seguridad (lista de contenidos)

Combinación de la caja de seguridad

Testamento más reciente

Fideicomisos

Escrituras e hipotecas de las propiedades inmobiliarias

Información sobre la tarjeta de crédito

Títulos de bonos y acciones, planes de cooperativas de crédito,
mercados de dinero y de Cuenta de retiro individual (IRA por
Individual Retirement Account)

Cuentas de fondos de invesión

Planes de pensión y rentas

Beneficios a veteranos

Instrucciones de funeral, entierro y monumentos conmemorativos

Planificar por anticipado les da a sus padres el control sobre sus bienes. Asegure sus elecciones, proteja sus finanzas de la mala administración, evite una crisis ante la toma de decisiones y, lo más importante de todo, reduzca la ansiedad y los malentendidos entre hermanos.

Poder Notarial Duradero para las Finanzas

Un poder notarial para las finanzas es un documento legal que le da a un cónyuge, pariente o amigo de confianza el poder de tomar decisiones financieras por su padre en caso de que se encontrara incapacitado. Este poder implica una obligación a actuar en beneficio de su padre o madre como su representante legal. Le da a la persona designada acceso a las cuentas bancarias para pagar cuentas, presentar demandas de cobertura de seguros, y llevar a cabo otras tareas vinculadas a las finanzas. Sin este representante designado, los asuntos económicos sufrirán un alto ante el advenimiento de una enfermedad seria, como lo experimentó Vince cuando tuvo que pagar las cuentas de su padre con dinero de su propio bolsillo por varios meses. Si no hay un representante designado, un miembro de la familia tendrá que pedir a la corte ser nombrado custodio o protector—un proceso largo, tedioso y costoso. Si ningún miembro de la familia se ofrece como custodio, el estado puede nombrar a una persona fuera de la familia como custodio legal para manejar los asuntos económicos de la persona.

El Testamento

Sin importar el tamaño del patrimonio, un testamento asegura que los bienes del difunto sean distribuidos de acuerdo a los deseos expresados. Su padre o madre puede ser muy específico, creando una lista de cómo quiere que sean distribuidos sus bienes personales tales como joyas, muebles y ropa. Si se piensa cuidadosamente, un testamento libera a la familia de años de riñas y de sentimientos desagradables.

Un testamento tiene que ser presentado ante una corte para probar su autenticidad. Este procedimiento de validación testamentaria se llama *probate* en inglés. En un *probate*, un juez dictamina sobre la validez del testamento, ordena el pago de las deudas e impuestos y aprueba la distribución de los bienes. Sin un testamento, su padre o madre no puede seleccionar los beneficiarios de su propio patrimonio. En lugar de eso, el estado será el que decida. Usando una fórmula determinada por una ley sobre patrimonio, una corte designará a un administrador que será quien distribuirá los bienes entre los beneficiarios. Usted puede o no estar de acuerdo con la persona a la que se designa o con la decisión del administrador en cuanto a la distribución de los bienes. Los cargos por los servicios del administrador serán deducidos del patrimonio. Aún más, los bienes de su padre o madre pueden quedar en un compás de espera por muchos meses, tal vez años. Dado que las leyes que regulan los testamentos varían de estado en estado, siempre es aconsejable consultar a un abogado especialista en leyes para las personas mayores o a un abogado que se especialice en planificación de patrimonio.

Fideicomiso Vital Revocable

Un fideicomiso vital es un acuerdo legal redactado por un abogado usado para la planificación del patrimonio para lograr una distribución privada y rápida de los bienes a los beneficiarios sin la necesidad de un *probate* en la corte. Los individuos adinerados especialmente usan estos fideicomisos vitales redactados para minimizar los impuestos por patrimonio y herencia. De cualquier modo, aún para un patrimonio modesto, un fideicomiso vital ofrece muchas ventajas. Un fideicomiso, a diferencia de un testamento, no requiere procedimientos de validación después de la muerte de una persona para transferir los bienes a los hijos, herederos o beneficiarios. Un fideicomiso tiene la ventaja de ser privado y confidencial, mientras que la revisión de un testamento es un asunto judicial abierto al público. Un fideicomiso vital también tiene la ventaja de permitirles a sus padres nombrar a alguien por anticipado para que se haga cargo como sucesor fideicomisario de manejar sus asuntos económicos en el momento en que ellos estén física o mentalmente incapacitados. Si su padre o madre recupera su salud o capacidad, puede reasumir su rol como fideicomisario. Un fideicomiso vital es flexible en tanto puede ser cambiado o revocado en cualquier momento antes de la muerte. Después de la muerte, de todos modos, el fideicomiso no puede ser cambiado. El fideicomisario sucesor debe seguir los deseos de su padre o madre tal como están expresados en el documento del fideicomiso.

Un fideicomiso vital es parecido a administrar un negocio familiar. Su padre o madre crea un fideicomiso en el cual él, como creador del fideicomiso, transfiere a otra persona, el "fideicomisario," bienes designados para administrar. El fideicomisario mantiene la propiedad para beneficio de una tercera persona—"el beneficiario." Durante su vida, su padre o madre puede simultáneamente actuar como creador del fideicomiso, fideicomisario y beneficiario mientras continua administrando y controlando la propiedad en fideicomiso. En otras palabras, mientras está capacitado, su padre crea, administra y recibe los beneficios del fideicomiso. Si muere o queda incapacitado, un "fideicomisario sucesor" nombrado en el fideicomiso asume la posición de fideicomisario y sigue las instrucciones tal como están declaradas en el fideicomiso. Una planificación del patrimonio en la forma de fideicomiso vital revocable inicialmente será más cara que un testamento, pero ahorrará honorarios legales considerables en el futuro. Como siempre, las leyes que regulan estos procedimientos legales varían de estado en estado. Un fideicomiso vital revocable debe ser preparado con la ayuda de un abogado especialista en leyes para personas mayores o en planificación de patrimonio.

Fideicomisos Irrevocables

Los fideicomisos irrevocables implican una sofisticada planificación de impuestos con un gran número de leyes impositivas. Un fideicomiso de este tipo no puede ser cambiado o destruido después de que ha sido creado. El creador del fideicomiso entrega la posesión y control de su propiedad. Esta forma de fideicomiso tiene la ventaja de que los bienes ya no son parte del patrimonio, lo cual protege al beneficiario de tener que pagar impuestos por herencia. La redacción de este tipo de arreglo requiere de conocimiento especializado y experiencia en leyes impositivas. Sólo después de consultar a un abogado especialista en leyes para personas mayores o a un abogado que se especialice en la planificación de patrimonio puede decidir si su padre o madre este documento legal es adecuado para él o ella.

La planificación de las finanzas no es algo que usted o su padre o madre puedan posponer hasta más tarde. Uno de los grandes errores que las familias cometen es esperar hasta que haya una crisis de salud, y para entonces ya es demasiado tarde. Por ejemplo, su padre o madre debe ser mentalmente competente en el momento en que firma los documentos de planificación del patrimonio o no se los considerará válidos.

La legislación para las personas mayores se ha vuelto una especialidad tal, con leyes que varían de estado en estado, que vale la pena trabajar con un especialista en planificación de finanzas para personas mayores. La planificación adecuada de las finanzas y el patrimonio con profesionales idóneos no solo protege los bienes familiares de la mala administración y la explotación en manos de otros, sino que también reduce el trastorno emocional cuando ocurre una crisis. El gasto de la planificación, aunque no es insignificante, no es nada comparado con el costo de no planificar.

EPÍLOGO

En el momento en que traspasaba la puerta, mi hijo Christopher me entregaba el teléfono. "Es de Vista," dijo, "Silvia parece nerviosa. Creo que es por Nana."

"Stella, algo está sucediendo con tu mamá," dijo Silvia, la directora de enfermería. "Estaba a punto de sentarse para cenar cuando comenzó a temblar y después se desmayó. Está durmiendo profundamente ahora, y le estamos dando oxígeno. Sus signos vitales están estables. El médico quiere saber si quieres que la lleven al hospital."

El tiempo se detuvo. ¿Debía enviar a mi madre al hospital? La vida de mi madre estaba en mis manos. Traté de recordar sus palabras. "No quiero recursos heroicos, Stella," había dicho. "Si no me puedes traer de vuelta en mejores condiciones, entonces no lo hagas." Mi madre había elegido evitar tratamientos médicos no deseados y permitirle a la naturaleza seguir su curso. La progresión de su enfermedad me dio la respuesta. No iría a ningún hospital.

"Espérame," le dije a Silvia. "Voy para allá." En mi auto, en el camino, hice algunas búsquedas en mi corazón. Cuántos cientos de veces les había recordado a las familias que mantener a sus padres libres de dolor y malestar se convierte en el principal objetivo. En el caso de mi madre la hospitalización sería agresiva y carecería de sentido. No obstante, una gran variedad de emociones me invadieron: temor de tomar la decisión incorrecta, enojo por haberme quedado sin alternativas para mi madre, dolor por la pérdida que me esperaba, y un inesperado alivio de ya no tener que preocuparme por mi mamá noche y día, anticipando sus muchas necesidades y cambiando mis planes en cualquier momento en que me necesitase.

Cuando llegué, encontré a Mamá durmiendo pacíficamente. Mi esposo ya estaba allí. Mi hijo, mi hermano y mi cuñada estaban en camino. Llamé a mis dos hermanas que vivían en otro estado. Sabía que la muerte de Mamá era inminente.

A la mañana siguiente, Mamá se despertó y habló de forma inesperadamente clara y nos dijo cosas muy significativas a cada uno de nosotros. Sus palabras fueron un regalo increíble. Cuando me incliné para darle un beso, me susurró al oído, "Stella, cuídate." Estas fueron sus últimas palabras hacia mí.

Al día siguiente, Mamá dejó de comer y de beber. Aunque yo reconocía esto como una parte natural del proceso de muerte, no estaba segura acerca de cómo sentirme. Quería desesperadamente hacer algo, pero no había nada que hacer. Dos días más tarde Mamá murió pacíficamente, rodeada de una familia que la amaba. Su muerte la salvó de los estragos finales de la enfermedad de Alzheimer. Su viaje en esta vida había terminado.

Cuando pienso acerca de la muerte de mi madre, me siento traspasada por la tristeza y por la felicidad al mismo tiempo; es difícil separar una emoción de la otra. Inicialmente, la pérdida era insoportable. Pensaba, he perdido a mis dos padres. Ya no soy la hija de nadie. Y aún así estaba agradecida de que los sufrimientos de Mamá hubiesen llegado a un misericordioso final.

Después de la muerte de mi padre años atrás, el tiempo que debería haber estado haciendo el duelo por él, fue ocupado en la asunción del rol de cuidadora de mi madre. Mientras ella lloraba la muerte de mi padre, yo me ocupaba de velar por ella. Pero ahora, mis responsabilidades como cuidadora habían terminado. Qué sentimiento tan desconcertante—ser eximida del mayor desafío, la mayor fuente de ansiedad y la posición más honorable de mi vida.

La pérdida de mi madre me hizo sentir vulnerable, mortal e incapaz de seguir adelante con mi vida. Más tarde esa semana, mientras acomodaba algunos de sus objetos personales, encontré una ficha de 3 por 5 escrita con su letra: "¡¡Aquello que te enoja, te vence!!" Mientras releía la oración reflexioné sobre la palabra "enoja." Había sido subrayada dos veces. Mi madre, mi primera maestra y guía, estaba una vez más mostrándome el camino. Me di cuenta de que mi reacción de disgusto hacia su muerte se debía en realidad a mi enojo por no poder hacer nada y porque la vida nunca volvería a ser la misma. Este enojo me impedía ocuparme de mi profundo dolor.

Todos respondemos a esa pena que solo el tiempo puede curar, de nuestro propio modo y en nuestro propio tiempo. La muerte de un padre o madre es un evento que altera la vida, es el destino final del viaje de cuidarlo. Sin importar en qué ruta difícil o vuelta del camino usted se encuentre en su propia jornada como cuidador, recuerde: Usted es necesario; usted está haciendo lo correcto; usted hace la diferencia. Pero lo más importante, no olvide el consejo de mi madre: "Cuídese."

REFERENCIAS

Capítulo 2. Señales de Alarma: Diez Señales en Sus Padres a las que Hay que Prestarles Atención

Lewis, George. "Adverse Drug Reactions Plague Elderly." *NBC Nightly News*. Health Report. 21 January 2004, http://www.drugawareness.org/Archives/1stQtr_2002/Adverse_drug_reactionspla.html

Capítulo 7. "Mi Madre No Tiene la Enfermedad de Pero..."

Evans, D. A., H. H. Funkenstein, M. S. Albert, et al. Prevalence of Alzheimer's disease in a community population of older persons: Higher than previously reported. *JAMA* 262, no. 18 (1989): 2552–56.

Fillit, Howard M., M.D. Dr. Fillit's commentary: A multidisciplinary approach to treating the patient with Alzheimer's disease (March 2001).

LTC Briefs. (Almost) 100% accuracy for diagnosing Alzheimer's. *Caring for the Ages*. (July 2004): 45.

Capítulo 9. Agotamiento del Cuidador

Department of Social and Health Services. Fact Sheet: Informal/
Family Caregivers. 1 December 2004, http://www.aasa.dshs.wa.gov/
professional/factsheets/informal%20and%20family%20caregivers
.pdf.

Gardner, Amanda. Dementia caregivers go from distress to relief.
HealthDay News. 12 November 2003, http://www.hon.ch/News/HSN/
516005.html.

George, L. K., and L. P. Gwyther. Caregiver well-being: A multidimen-
sional examination of family caregivers of demented adults. *The Geron-
tologist* 26 no. 2 (1986): 253–60. As cited by A. E. Scharlach, B. F. Lowe,
and E. L. Schneider. *Elder Care and the Work Force: Blueprint for Action.*
(Lexington, MA: Lexington Books, 1991).

Wart, Paula J., Caregivers need care too. *HealthPlus.* 11 September 2004.
http://vanderbiltowc.wellsource.com/dh/Content.asp?ID=1387.

Yoshikawa, Thomas T., Elizabeth L. Cobbs, and Kenneth Brummel.
Practical Ambulatory Patients, 2nd ed. (Philadelphia: Mosby-Yearbook,
1998), p. 46.

Capítulo 11. Niveles de Cuidados a Largo Plazo

Abrams, W. B., M. H. Beers, R. N. Butler, et. al. *Merck Manual of
Geriatrics,* 2nd ed. (Whitehouse Station, NJ: Merck and Company,
1995).

Kimper, P., y C. M Murtaugh. Lifetime use of nursing home care. *New
England Journal of Medicine* 324 (1991): 595.

Morris, Virginia. *How to Care for Aging Parents* (New York: Workman Publis-
hing, 1996), p. 212.

Capítulo 19. Cuando y Cómo Visitar

Ridder, Hanne Mette. Singing in individual music therapy with
elderly persons suffering from Dementia. March 2000,
http://www.musictherapyworld.de/modules/archive/stuff/papers/
HanneMe.pdf.

Capítulo 23. Medicare, Medigap, Medicaid—Ordenando un Asunto
Intricado

Do you need long-term care insurance? November 2003, http://www
.consumerreports.org. See: personal finance, long-term care
insurance.

ÍNDICE